咽喉头颈部恶性肿瘤标准数据集

雷文斌　文卫平　主编

科学出版社

北京

内 容 简 介

本书通过对咽喉头颈部恶性肿瘤相关数据元的规范化梳理，包括患者的就诊信息、病历信息、检验检查信息、专科辅助检查信息、结构化专科辅助检查信息、治疗信息等，结合患者的人口学信息及其他共性数据形成咽喉头颈部恶性肿瘤标准数据集。本数据集由数据集名称、模块名称、子模块名称、数据元名称、值域、单位、数据来源、数据等级组成。

全书采用表格形式呈现，方便读者理解和参考，可为医务工作者及医疗研究人员提供科学合理的咽喉头颈部恶性肿瘤标准化数据元参考，为相关的科研活动奠定基础。

图书在版编目（CIP）数据

咽喉头颈部恶性肿瘤标准数据集 / 雷文斌，文卫平主编 . —北京：科学出版社，2023.8
ISBN 978-7-03-076028-9

Ⅰ.①咽… Ⅱ.①雷… ②文… Ⅲ.①鼻咽肿瘤－标准－数据集②头部－肿瘤－诊疗－标准－数据集③头颈部肿瘤－标准－数据集 Ⅳ.① R739.6-65 ② R739.91-65

中国国家版本馆 CIP 数据核字（2023）第 132238 号

责任编辑：戚东桂 / 责任校对：张小霞
责任印制：赵 博 / 封面设计：龙 岩

科学出版社 出版
北京东黄城根北街16号
邮政编码：100717
http://www.sciencep.com
北京天宇星印刷厂印刷
科学出版社发行 各地新华书店经销
*
2023年8月第 一 版 开本：787×1092 1/16
2024年9月第二次印刷 印张：5 3/4
字数：173 000
定价：50.00元
（如有印装质量问题，我社负责调换）

《咽喉头颈部恶性肿瘤标准数据集》编委会

主　编　雷文斌　文卫平

主　审　匡　明

副主编　黄志刚　潘新良　陈　林

编　委　（按姓氏汉语拼音排序）

安常明　中国医学科学院肿瘤医院	高文翔　中山大学附属第一医院
蔡　谦　中山大学附属第二医院	韩安家　中山大学附属第一医院
陈　飞　四川大学华西医院	何光耀　广西医科大学第一附属医院
陈　林　中山大学附属第一医院	胡国华　重庆医科大学附属第一医院
陈　曦　江苏省人民医院	皇甫辉　山西医科大学第一医院
陈　雄　武汉大学中南医院	黄志刚　首都医科大学附属北京同仁医院
陈　勇　中山大学附属第一医院	乐慧君　中山大学附属第一医院
陈德猛　中山大学附属第一医院	雷大鹏　山东大学齐鲁医院
陈维安　中山大学附属第一医院	雷文斌　中山大学附属第一医院
陈晓红　首都医科大学附属北京同仁医院	李　超　四川省肿瘤医院
崔晓波　内蒙古医科大学附属医院	李进让　中国人民解放军总医院第六医学中心
邸　斌　中国人民解放军白求恩国际和平医院	李振东　辽宁省肿瘤医院
冯崇锦　中山大学附属第一医院	林　鹏　天津市第一中心医院

林水宾	中山大学附属第一医院	陶　磊	复旦大学附属眼耳鼻喉科医院
林志宏	浙江大学医学院附属第二医院	汪　欣	吉林大学第一医院
刘　鸣	哈尔滨医科大学附属第二医院	王　岩	中山大学附属第一医院
刘　勇	中南大学湘雅医院	王　琰	中国医科大学附属第一医院
刘大伟	中山大学附属第一医院	王章锋	中山大学附属第一医院
刘明波	中国人民解放军总医院第一医学中心	温树信	山西白求恩医院
刘天润	中山大学附属第六医院	文卫平	中山大学附属第一医院
龙健婷	中山大学附属第一医院	向贤宏	中山大学附属第一医院
龙思哲	中山大学附属第一医院	谢晓燕	中山大学附属第一医院
吕科兴	中山大学附属第一医院	徐　伟	山东省耳鼻喉医院
马仁强	中山大学附属第一医院	杨智云	中山大学附属第一医院
潘新良	山东大学齐鲁医院	叶　进	中山大学附属第三医院
秦本刚	中山大学附属第一医院	易红良	上海市第六人民医院
任晓勇	西安交通大学第二附属医院	张少强	西安交通大学第一附属医院
石　力	空军军医大学西京医院	张武军	中山大学附属第一医院
宋　明	中山大学肿瘤中心	周　旋	天津市肿瘤医院
宋西成	烟台毓璜顶医院	周水洪	浙江大学医学院附属第一医院
孙　冀	哈尔滨医科大学附属肿瘤医院	朱敏辉	上海长海医院
覃　纲	西南医科大学附属医院	祝小林	中山大学附属第一医院

秘　书　　陈思宇　蔡智谋　张敏娟　李　芸

致谢广州知汇云科技有限公司对数据集提供的技术支持

前　言

随着科技的飞速发展，国民生活水平日益提高，健康已经成为当前人们最关心、最直接、最现实的主要利益问题之一。以健康为导向，积极发展和应用医疗大数据已成为世界各国的重要共识。目前，医疗大数据已经成为我国信息化建设及战略资源的重要内容。医疗大数据一方面为医学研究和临床实践提供了丰富的基础数据资源，另一方面信息过载又导致现有的研究和实践工作淹没于大数据的洪流之中，给临床知识的获取与利用带来了挑战。如何通过对医疗大数据的深度挖掘、科学组织和有效管理，实现医学信息与知识的充分利用和共享，提高医学决策与管理的效率和质量，是当前医学智能化发展面临的重要任务。

咽喉头颈部恶性肿瘤是一类高侵袭性实体肿瘤，其中90%是鳞状细胞癌，是一种免疫抑制性肿瘤，对于晚期转移或复发的患者，目前多采用包括手术、化疗和放疗在内的综合性治疗。尽管在这些领域取得了明显进展，但患者的5年总生存率仍在50%左右。因此，有必要通过建立标准化和结构化的咽喉头颈部肿瘤标准数据集，以提高临床数据的采集质量，打破各机构之间的数据孤岛，助力新时代肿瘤治疗和人工智能大数据相关的创新性肿瘤诊疗研究。为此，中山大学附属第一医院联合众多知名医院专家教授、骨干医生及数据库技术人才，通过对咽喉头颈部恶性肿瘤患者的就诊信息、现病史、既往史、检查、检验、治疗及预后相关数据元进行规范化梳理，结合患者人口学信息及其他共性数据，完成了《咽喉头颈部恶性肿瘤标准数据集》一书的编写。

由于咽喉头颈部肿瘤病情复杂，数据管理涉及的学科较多，数据整合较为复杂，难免会出现疏漏，我们也会根据未来实际应用情况，结合临床医师的反馈意见继续给予增补和修订，使其更加完善。同时也诚邀各位读者、专家、教授提供宝贵意见，共同为咽喉头颈部恶性肿瘤数字化诊疗的突破而努力！

中山大学附属第一医院

雷文斌

2023 年 1 月

目　录

数据集说明

参考标准	主要参考国际国内术语标准，如国际疾病分类（ICD）-10、ATC、LONIC 等，电子病历规范（HL7 CDA）及国际和国内疾病标准指南（详见文末相关参考文献）。
数据元名称	每个模块下面包含的详细字段。
值域	参考指南和文献，囊括数据最大可能范围。
数据来源	患者医疗资料。
数据等级	自由度较高，认为重要的写"A"，认为补充的写"B"，可能存在相关性但不确定的写"C"。

第一部分 就诊信息

模块名称	参考标准
就诊信息	中华人民共和国卫生行业标准 WS 445.10—2014 电子病历基本数据集 第 10 部分：住院病案首页 中华人民共和国卫生行业标准 WS 445.10—2014 电子病历基本数据集 第 12 部分：入院记录 《耳鼻咽喉头颈外科学》，第 9 版，人民卫生出版社 《诊断学》，第 9 版，人民卫生出版社

数据集名称	模块名称	子模块名称	数据元名称	值域	单位	数据来源	数据等级
人口学信息	基本信息	基本信息	患者居民健康卡号	\	\	住院病案首页	A
人口学信息	基本信息	基本信息	患者住院次数	\	次	住院病案首页	A
人口学信息	基本信息	基本信息	患者住院号	\	\	住院病案首页	A
人口学信息	基本信息	基本信息	患者病案号	\	\	住院病案首页	A
人口学信息	基本信息	基本信息	患者姓名	\	\	住院病案首页	A
人口学信息	基本信息	基本信息	患者性别	男，女，未知	\	住院病案首页	A
人口学信息	基本信息	基本信息	患者出生日期	\	年，月，日	住院病案首页	A
人口学信息	基本信息	基本信息	患者国籍	\	\	住院病案首页	B
人口学信息	基本信息	基本信息	患者民族	\	\	住院病案首页	B
人口学信息	基本信息	基本信息	患者出生地	\	\	住院病案首页	B
人口学信息	基本信息	基本信息	患者籍贯	\	\	住院病案首页	B
人口学信息	基本信息	基本信息	患者身份证号	\	\	住院病案首页	A

数据集名称	模块名称	子模块名称	数据元名称	值域	单位	数据来源	数据等级
人口学信息	基本信息	基本信息	患者联系电话	\	\	住院病案首页	A
人口学信息	基本信息	基本信息	患者户口地址	\	\	住院病案首页	B
就诊信息	基本信息	基本信息	患者现住址	\	\	住院病案首页	B
人口学信息	基本信息	基本信息	患者职业类别	\	\	住院病案首页	A
人口学信息	基本信息	基本信息	联系人姓名	\	\	住院病案首页	A
人口学信息	基本信息	基本信息	联系人与患者关系	\	\	住院病案首页	A
人口学信息	基本信息	基本信息	联系人电话	\	\	住院病案首页	B
人口学信息	基本信息	基本信息	ABO 血型	A 型，B 型，O 型，AB 型	\	住院病案首页	A
人口学信息	基本信息	基本信息	RH 血型	阴性，阳性，不详，未查	\	住院病案首页	A
人口学信息	基本信息	基本信息	首次诊断日期	\	年，月，日	住院病案首页	A
人口学信息	基本信息	基本信息	初诊年龄	\	岁／月	住院病案首页	A
就诊信息	基本信息	基本信息	患者来源	\	\	住院病案首页	B
就诊信息	基本信息	基本信息	入院病区	\	\	住院病案首页	B
就诊信息	基本信息	基本信息	就诊时间／入院时间	\	年，月，日，时，分，秒	住院病案首页	A
就诊信息	基本信息	基本信息	入院途径	急诊，门诊，其他医疗机构转入，其他	\	住院病案首页	B
就诊信息	基本信息	基本信息	就诊类型	住院，门诊，急诊	\	住院病案首页	A
就诊信息	基本信息	基本信息	就诊科室／入院科室	\	\	住院病案首页	B
就诊信息	基本信息	基本信息	入院时情况	\	\	住院病案首页	A
就诊信息	基本信息	基本信息	接诊医生	\	\	住院病案首页	B
就诊信息	基本信息	诊断信息	门诊诊断／入院诊断	\	\	住院病案首页	A
就诊信息	基本信息	诊断信息	门（急）诊诊断编码	\	\	住院病案首页	A
就诊信息	基本信息	诊断信息	出院诊断–主要诊断	\	\	住院病案首页	A

数据集名称	模块名称	子模块名称	数据元名称	值域	单位	数据来源	数据等级
就诊信息	基本信息	诊断信息	出院诊断-主要诊断入院病情	有，临床未确定，情况不明，无	\	住院病案首页	A
就诊信息	基本信息	诊断信息	出院诊断-其他诊断	\	\	住院病案首页	A
就诊信息	基本信息	基本信息	疾病分型	A：一般；B：急；C：疑难；D：危重	\	住院病案首页	A
就诊信息	基本信息	基本信息	抢救次数	\	次	住院病案首页	A
就诊信息	基本信息	基本信息	抢救成功次数		次	住院病案首页	A
就诊信息	基本信息	基本信息	肿瘤分期类型	P 病理；C 临床	\	住院病案首页	A
就诊信息	基本信息	病理分期	T	x, 0, 1, 2, 3, 4	\	住院病案首页	A
就诊信息	基本信息	病理分期	N	x, 0, 1, 2, 3	\	住院病案首页	A
就诊信息	基本信息	病理分期	M	x, 0, 1	\	住院病案首页	A
就诊信息	基本信息	基本信息	临床分期	\	\	住院病案首页	A
就诊信息	基本信息	基本信息	病理编号	\	\	住院病案首页	A
就诊信息	基本信息	诊断信息	病理诊断	\	\	住院病案首页	A
就诊信息	基本信息	基本信息	死亡	是，否	\	住院病案首页	A
就诊信息	基本信息	基本信息	死亡时间	\	年，月，日，时，分，秒	住院病案首页	A
就诊信息	基本信息	基本信息	药物过敏史	有，无	\	住院病案首页	A
就诊信息	基本信息	基本信息	过敏药物名称	\	\	住院病案首页	A
就诊信息	基本信息	基本信息	离院方式	\	\	住院病案首页	A
就诊信息	基本信息	基本信息	出院 31 天内再住院计划	有，无	\	住院病案首页	A
就诊信息	基本信息	基本信息	再住院目的	\	\	住院病案首页	A
就诊信息	基本信息	基本信息	出院科室	\	\	住院病案首页	B

数据集名称	模块名称	子模块名称	数据元名称	值域	单位	数据来源	数据等级
就诊信息	基本信息	基本信息	出院病区	\	\	住院病案首页	B
就诊信息	基本信息	基本信息	出院时间	\	年，月，日，时，分，秒	住院病案首页	A
就诊信息	基本信息	基本信息	实际住院天数	\	天	住院病案首页	A
就诊信息	基本信息	基本信息	病案号码／住院号码／门诊编号	\	\	住院病案首页	A
就诊信息	基本信息	基本信息	住院期间有创操作名称	\	\	住院病案首页	A
就诊信息	基本信息	基本信息	住院期间有创操作时间	\	年，月，日，时，分，秒	住院病案首页	A
就诊信息	手术信息	手术信息	手术名称	\	\	住院病案首页	A
就诊信息	手术信息	手术信息	手术级别	\	级	住院病案首页	B
就诊信息	手术信息	手术信息	切口类型	Ⅰ，Ⅱ，Ⅲ，0Ⅰ，0Ⅱ，0Ⅲ	级	住院病案首页	A
就诊信息	手术信息	手术信息	愈合等级	甲，乙，丙	级	住院病案首页	A
就诊信息	手术信息	手术信息	麻醉风险分级（ASA）	\	级	住院病案首页	A
就诊信息	手术信息	手术信息	麻醉方式	\	\	住院病案首页	A
就诊信息	肿瘤治疗信息	肿瘤治疗信息	化疗	是，否	\	住院病案首页	A
就诊信息	肿瘤治疗信息	肿瘤治疗信息	化疗方式	根治性，姑息性，新辅助性，辅助性，新药试用，其他	\	住院病案首页	A
就诊信息	肿瘤治疗信息	肿瘤治疗信息	化疗方法	全身化疗，动脉灌注，胸腔灌注，腹腔灌注，骨髓腔内灌注，口服，其他	\	住院病案首页	A
就诊信息	肿瘤治疗信息	肿瘤治疗信息	化疗方案	\	\	住院病案首页	A
就诊信息	肿瘤治疗信息	肿瘤治疗信息	第几疗程化疗	\	\	住院病案首页	A
就诊信息	肿瘤治疗信息	肿瘤治疗信息	化疗日期	\	年，月，日	住院病案首页	A

数据集名称	模块名称	子模块名称	数据元名称	值域	单位	数据来源	数据等级
就诊信息	肿瘤治疗信息	肿瘤治疗信息	化疗疗效评价	完全缓解（CR），部分缓解（PR），疾病稳定（SD），疾病进展（PD）	\	住院病案首页	A
就诊信息	肿瘤治疗信息	肿瘤治疗信息	放疗	是，否	\	住院病案首页	A
就诊信息	肿瘤治疗信息	肿瘤治疗信息	放疗方式	根治性，姑息性，辅助性	\	住院病案首页	A
就诊信息	肿瘤治疗信息	肿瘤治疗信息	放疗程式	连续，间断，分段	\	住院病案首页	A
就诊信息	肿瘤治疗信息	肿瘤治疗信息	放疗装置	钴，直线加速器，X线，后装	\	住院病案首页	A
就诊信息	肿瘤治疗信息	肿瘤治疗信息	放疗方案	\	\	住院病案首页	A
就诊信息	肿瘤治疗信息	肿瘤治疗信息	第几疗程放疗	\	\	住院病案首页	A
就诊信息	费用信息	费用信息	付费方式	\	\	住院费用清单	B
就诊信息	费用信息	费用信息	住院总费用	\	元	住院费用清单	A
就诊信息	费用信息	费用信息	自费费用	\	元	住院费用清单	A
就诊信息	费用信息	费用信息	医保费用	\	元	住院费用清单	A
就诊信息	费用信息	费用信息	西药费用	\	元	住院费用清单	A
就诊信息	费用信息	费用信息	护理费用	\	元	住院费用清单	A
就诊信息	费用信息	费用信息	非手术治疗项目费用	\	元	住院费用清单	A
就诊信息	费用信息	费用信息	病理诊断费用	\	元	住院费用清单	A
就诊信息	费用信息	费用信息	手术费用	\	元	住院费用清单	A
就诊信息	费用信息	费用信息	抗菌药物费用	\	元	住院费用清单	A
就诊信息	费用信息	费用信息	手术治疗费用	\	元	住院费用清单	A
就诊信息	费用信息	费用信息	影像学诊断费用	\	元	住院费用清单	A
就诊信息	费用信息	费用信息	总费用	\	元	住院费用清单	A

第二部分 病历信息

模块名称	参考标准
病历信息	《诊断学》，第9版，人民卫生出版社 《耳鼻咽喉头颈外科学》，第9版，人民卫生出版社 中华人民共和国卫生行业标准 WS 445.12—2014 电子病历基本数据集　第12部分：入院记录

数据集名称	模块名称	子模块名称	数据元名称	值域	单位	数据来源	数据等级
病历信息	入院记录	主诉	发热	是，否	\	入院记录	A
病历信息	入院记录	主诉	呕吐	是，否	\	入院记录	B
病历信息	入院记录	主诉	复视	是，否	\	入院记录	A
病历信息	入院记录	主诉	恶心	是，否	\	入院记录	B
病历信息	入院记录	主诉	鼻出血	是，否	\	入院记录	A
病历信息	入院记录	主诉	鼻塞	是，否	\	入院记录	B
病历信息	入院记录	主诉	声嘶	是，否	\	入院记录	A
病历信息	入院记录	主诉	咽痛	是，否	\	入院记录	A
病历信息	入院记录	主诉	颈部包块	是，否	\	入院记录	A
病历信息	入院记录	主诉	咽部异物感	是，否	\	入院记录	A
病历信息	入院记录	主诉	咳痰	是，否	\	入院记录	B
病历信息	入院记录	主诉	痰中带血	是，否	\	入院记录	A

数据集名称	模块名称	子模块名称	数据元名称	值域	单位	数据来源	数据等级
病历信息	入院记录	主诉	咯血	是，否	\	入院记录	A
病历信息	入院记录	主诉	呼吸困难	是，否	\	入院记录	A
病历信息	入院记录	主诉	吞咽困难	是，否	\	入院记录	A
病历信息	入院记录	主诉	涕中带血	是，否	\	入院记录	A
病历信息	入院记录	主诉	耳闷塞感	是，否	\	入院记录	A
病历信息	入院记录	主诉	耳鸣	是，否	\	入院记录	B
病历信息	入院记录	主诉	听力下降	是，否	\	入院记录	A
病历信息	入院记录	主诉	视物模糊	是，否	\	入院记录	A
病历信息	入院记录	主诉	复视	是，否	\	入院记录	A
病历信息	入院记录	主诉	症状持续时间	\	年，月，周，日	入院记录	A
病历信息	入院记录	现病史	呼吸困难	是，否	\	入院记录	A
病历信息	入院记录	现病史	气促	是，否	\	入院记录	A
病历信息	入院记录	现病史	发热	是，否	\	入院记录	A
病历信息	入院记录	现病史	呕吐	是，否	\	入院记录	B
病历信息	入院记录	现病史	恶心	是，否	\	入院记录	B
病历信息	入院记录	现病史	吞咽困难	是，否	\	入院记录	B
病历信息	入院记录	现病史	眩晕	是，否	\	入院记录	B
病历信息	入院记录	现病史	咳嗽	是，否	\	入院记录	B
病历信息	入院记录	现病史	咳痰	是，否	\	入院记录	B
病历信息	入院记录	现病史	头痛	是，否	\	入院记录	A
病历信息	入院记录	现病史	睡眠障碍	是，否	\	入院记录	B
病历信息	入院记录	现病史	发绀	是，否	\	入院记录	A

数据集名称	模块名称	子模块名称	数据元名称	值域	单位	数据来源	数据等级
病历信息	入院记录	现病史	鼻塞	是，否	\	入院记录	B
病历信息	入院记录	现病史	畏寒	是，否	\	入院记录	A
病历信息	入院记录	现病史	鼻出血	是，否	\	入院记录	A
病历信息	入院记录	现病史	打喷嚏	是，否	\	入院记录	B
病历信息	入院记录	现病史	嗅觉障碍	是，否	\	入院记录	A
病历信息	入院记录	现病史	共鸣障碍	是，否	\	入院记录	B
病历信息	入院记录	现病史	咽痛	是，否	\	入院记录	A
病历信息	入院记录	现病史	吞咽障碍	是，否	\	入院记录	A
病历信息	入院记录	现病史	构音异常	是，否	\	入院记录	A
病历信息	入院记录	现病史	喉痛	是，否	\	入院记录	A
病历信息	入院记录	现病史	喉鸣	是，否	\	入院记录	A
病历信息	入院记录	现病史	胸闷	是，否	\	入院记录	A
病历信息	入院记录	现病史	口腔溃疡	是，否	\	入院记录	A
病历信息	入院记录	现病史	耳聋	是，否	\	入院记录	B
病历信息	入院记录	现病史	咽痒	是，否	\	入院记录	B
病历信息	入院记录	现病史	痰中带血	是，否	\	入院记录	A
病历信息	入院记录	现病史	咯血	是，否	\	入院记录	A
病历信息	入院记录	现病史	涕中带血	是，否	\	入院记录	A
病历信息	入院记录	现病史	耳闷塞感	是，否	\	入院记录	A
病历信息	入院记录	现病史	耳鸣	是，否	\	入院记录	B
病历信息	入院记录	现病史	听力下降	是，否	\	入院记录	A
病历信息	入院记录	现病史	咽喉异物感	是，否	\	入院记录	A

数据集名称	模块名称	子模块名称	数据元名称	值域	单位	数据来源	数据等级
病历信息	入院记录	现病史	视物模糊	是，否	\	入院记录	B
病历信息	入院记录	现病史	视野缺损	是，否	\	入院记录	B
病历信息	入院记录	现病史	眼球突出	是，否	\	入院记录	B
病历信息	入院记录	现病史	眼球活动受限	是，否	\	入院记录	B
病历信息	入院记录	现病史	失明	是，否	\	入院记录	B
病历信息	入院记录	现病史	面部麻木	是，否	\	入院记录	B
病历信息	入院记录	现病史	面部疼痛	是，否	\	入院记录	B
病历信息	入院记录	现病史	舌部疼痛	是，否	\	入院记录	A
病历信息	入院记录	现病史	伸舌困难	是，否	\	入院记录	A
病历信息	入院记录	现病史	颈部包块	是，否	\	入院记录	A
病历信息	入院记录	现病史	食欲缺乏	是，否	\	入院记录	A
病历信息	入院记录	现病史	上腹部疼痛	是，否	\	入院记录	B
病历信息	入院记录	现病史	骨痛	是，否	\	入院记录	B
病历信息	入院记录	现病史	关节疼痛	是，否	\	入院记录	B
病历信息	入院记录	现病史	声嘶或发音障碍（RSI评分）	0分，1分，2分，3分，4分，5分	\	入院记录	A
病历信息	入院记录	现病史	持续清喉（RSI评分）	0分，1分，2分，3分，4分，5分	\	入院记录	A
病历信息	入院记录	现病史	痰过多或鼻涕倒流（RSI评分）	0分，1分，2分，3分，4分，5分	\	入院记录	A
病历信息	入院记录	现病史	吞咽食物、水或药片不利（RSI评分）	0分，1分，2分，3分，4分，5分	\	入院记录	A
病历信息	入院记录	现病史	餐后或躺下后咳嗽（RSI评分）	0分，1分，2分，3分，4分，5分	\	入院记录	A
病历信息	入院记录	现病史	呼吸不畅或反复窒息发作（RSI评分）	0分，1分，2分，3分，4分，5分	\	入院记录	A

数据集名称	模块名称	子模块名称	数据元名称	值域	单位	数据来源	数据等级
病历信息	入院记录	现病史	频繁的咳嗽（RSI评分）	0分，1分，2分，3分，4分，5分	\	入院记录	A
病历信息	入院记录	现病史	咽喉异物感（RSI评分）	0分，1分，2分，3分，4分，5分	\	入院记录	A
病历信息	入院记录	现病史	烧心、胸痛、胃痛（RSI评分）	0分，1分，2分，3分，4分，5分	\	入院记录	A
病历信息	入院记录	现病史	反流症状总分	\	分	入院记录	A
病历信息	入院记录	现病史	声嘶	是，否	\	入院记录	A
病历信息	入院记录	现病史	现正行化疗	是，否	\	入院记录	A
病历信息	入院记录	现病史	现化疗方式	根治性，姑息性，新辅助性，辅助性，新药试用，其他	\	入院记录	A
病历信息	入院记录	现病史	现化疗方法	全身化疗，动脉灌注，胸腔灌注，腹腔灌注，骨髓腔内灌注，口服，其他	\	入院记录	A
病历信息	入院记录	现病史	现化疗方案	\	\	入院记录	A
病历信息	入院记录	现病史	现第几疗程化疗	\	\	入院记录	A
病历信息	入院记录	现病史	现化疗开始日期	\	年，月，日	入院记录	A
病历信息	入院记录	现病史	现化疗不良反应	有，无	\	入院记录	A
病历信息	入院记录	现病史	现有何种化疗不良反应	\	\	入院记录	A
病历信息	入院记录	现病史	现正行放疗	是，否	\	入院记录	A
病历信息	入院记录	现病史	现放疗方式	根治性，姑息性，辅助性	\	入院记录	A
病历信息	入院记录	现病史	现放疗程式	连续，间断，分段	\	入院记录	A
病历信息	入院记录	现病史	现放疗装置	钴，直线加速器，X线，后装	\	入院记录	A
病历信息	入院记录	现病史	现放疗方案	\	\	入院记录	A
病历信息	入院记录	现病史	现第几疗程放疗	\	\	入院记录	A
病历信息	入院记录	现病史	现放疗开始日期	\	年，月，日	入院记录	A

数据集名称	模块名称	子模块名称	数据元名称	值域	单位	数据来源	数据等级
病历信息	入院记录	现病史	现放疗不良反应	有，无	\	入院记录	A
病历信息	入院记录	现病史	现有何种放疗不良反应	\	\	入院记录	A
病历信息	入院记录	现病史	现正行免疫治疗	是，否	\	入院记录	A
病历信息	入院记录	现病史	现免疫治疗方案	\	\	入院记录	A
病历信息	入院记录	现病史	现第几疗程免疫治疗	\	\	入院记录	A
病历信息	入院记录	现病史	现免疫治疗开始日期	\	年，月，日	入院记录	A
病历信息	入院记录	现病史	现免疫治疗不良反应	有，无	\	入院记录	A
病历信息	入院记录	现病史	现有何种免疫治疗不良反应	\	\	入院记录	A
病历信息	入院记录	现病史	现正行靶向治疗	是，否	\	入院记录	A
病历信息	入院记录	现病史	现靶向治疗方案	\	\	入院记录	A
病历信息	入院记录	现病史	现第几疗程靶向治疗	\	\	入院记录	A
病历信息	入院记录	现病史	现靶向治疗开始日期	\	年，月，日	入院记录	A
病历信息	入院记录	现病史	现靶向治疗不良反应	有，无	\	入院记录	A
病历信息	入院记录	现病史	现有何种靶向治疗不良反应	\	\	入院记录	A
病历信息	入院记录	既往史	曾行手术治疗	是，否	\	入院记录	A
病历信息	入院记录	既往史	既往手术治疗方式	\	\	入院记录	A
病历信息	入院记录	既往史	既往手术时间	\	年，月，日	入院记录	A
病历信息	入院记录	既往史	曾行化疗	是，否	\	入院记录	A
病历信息	入院记录	既往史	既往化疗方式	根治性，姑息性，新辅助性，辅助性，新药试用，其他	\	入院记录	A
病历信息	入院记录	既往史	既往化疗方法	全身化疗，动脉灌注，胸腔灌注，腹腔灌注，骨髓腔内灌注，口服，其他	\	入院记录	A

数据集名称	模块名称	子模块名称	数据元名称	值域	单位	数据来源	数据等级
病历信息	入院记录	既往史	既往化疗方案	\	\	入院记录	A
病历信息	入院记录	既往史	既往化疗疗程	\	\	入院记录	A
病历信息	入院记录	既往史	既往化疗日期	\	年，月，日	入院记录	A
病历信息	入院记录	既往史	既往化疗疗效	完全缓解（CR），部分缓解（PR），疾病稳定（SD），疾病进展（PD）	\	入院记录	A
病历信息	入院记录	既往史	既往化疗不良反应	有，无	\	入院记录	A
病历信息	入院记录	既往史	既往有何种化疗不良反应	\	\	入院记录	A
病历信息	入院记录	既往史	曾行放疗	是，否	\	入院记录	A
病历信息	入院记录	既往史	既往放疗方式	根治性，姑息性，辅助性	\	入院记录	A
病历信息	入院记录	既往史	既往放疗程式	连续，间断，分段	\	入院记录	A
病历信息	入院记录	既往史	既往放疗装置	钴，直线加速器，X线，后装	\	入院记录	A
病历信息	入院记录	既往史	既往放疗方案	\	\	入院记录	A
病历信息	入院记录	既往史	既往放疗日期	\	年，月，日	入院记录	A
病历信息	入院记录	既往史	既往放疗疗效	完全缓解（CR），部分缓解（PR），疾病稳定（SD），疾病进展（PD）	\	入院记录	A
病历信息	入院记录	既往史	既往放疗不良反应	有，无	\	入院记录	A
病历信息	入院记录	既往史	既往有何种放疗不良反应	\	\	入院记录	A
病历信息	入院记录	既往史	曾行免疫治疗	是，否	\	入院记录	A
病历信息	入院记录	既往史	既往免疫治疗方案	\	\	入院记录	A
病历信息	入院记录	既往史	既往免疫治疗疗程	\	\	入院记录	A
病历信息	入院记录	既往史	既往免疫治疗日期	\	年，月，日	入院记录	A
病历信息	入院记录	既往史	既往免疫治疗疗效	完全缓解（CR），部分缓解（PR），疾病稳定（SD），疾病进展（PD）	\	入院记录	A

数据集名称	模块名称	子模块名称	数据元名称	值域	单位	数据来源	数据等级
病历信息	入院记录	既往史	既往免疫治疗不良反应	有，无	\	入院记录	A
病历信息	入院记录	既往史	既往有何种免疫治疗不良反应	\	\	入院记录	A
病历信息	入院记录	既往史	曾行靶向治疗	是，否	\	入院记录	A
病历信息	入院记录	既往史	既往靶向治疗方案	\	\	入院记录	A
病历信息	入院记录	既往史	既往靶向治疗疗程	\	\	入院记录	A
病历信息	入院记录	既往史	既往靶向治疗日期	\	年，月，日	入院记录	A
病历信息	入院记录	既往史	既往靶向治疗疗效	完全缓解（CR），部分缓解（PR），疾病稳定（SD），疾病进展（PD）	\	入院记录	A
病历信息	入院记录	既往史	既往靶向治疗不良反应	有，无	\	入院记录	A
病历信息	入院记录	既往史	既往有何种靶向治疗不良反应	\	\	入院记录	A
病历信息	入院记录	既往史	高血压	有，无	\	入院记录	A
病历信息	入院记录	既往史	心脏疾病	\	\	入院记录	A
病历信息	入院记录	既往史	脑血管疾病	\	\	入院记录	A
病历信息	入院记录	既往史	血脂异常和异常脂蛋白血症	高甘油三酯，高胆固醇，高低密度脂蛋白，低高密度脂蛋白，其他	\	入院记录	A
病历信息	入院记录	既往史	糖尿病	1型糖尿病，2型糖尿病，妊娠糖尿病，其他特殊类型糖尿病	\	入院记录	A
病历信息	入院记录	既往史	甲状腺疾病	甲状腺肿，甲状腺功能亢进症，甲状腺功能减退症	\	入院记录	A
病历信息	入院记录	既往史	胃食管反流	有，无	\	入院记录	A
病历信息	入院记录	既往史	消化性溃疡	有，无	\	入院记录	B
病历信息	入院记录	既往史	传染病史	有，无	\	入院记录	C
病历信息	入院记录	既往史	传染性疾病名称	\	\	入院记录	C
病历信息	入院记录	既往史	其他自身免疫性疾病	有，无	\	入院记录	A

数据集名称	模块名称	子模块名称	数据元名称	值域	单位	数据来源	数据等级
病历信息	入院记录	既往史	其他自身免疫性疾病名称	\	\	入院记录	A
病历信息	入院记录	既往史	其他内分泌疾病	有，无	\	入院记录	A
病历信息	入院记录	既往史	其他内分泌疾病名称	\	\	入院记录	A
病历信息	入院记录	既往史	其他感染性疾病	有，无	\	入院记录	A
病历信息	入院记录	既往史	其他感染性疾病名称	\	\	入院记录	A
病历信息	入院记录	既往史	其他系统肿瘤病史	有，无	\	入院记录	B
病历信息	入院记录	既往史	其他既往疾病名称	\	\	入院记录	C
病历信息	入院记录	既往史	既往疾病初次诊断时间	\	年，月，日	入院记录	A
病历信息	入院记录	既往史	既往疾病治疗方式	药物，手术，未治疗，其他	\	入院记录	A
病历信息	入院记录	既往史	既往疾病用药名称	\	\	入院记录	A
病历信息	入院记录	既往史	既往疾病手术名称	\	\	入院记录	A
病历信息	入院记录	既往史	既往疾病治疗情况	良好，无效，一般	\	入院记录	A
病历信息	入院记录	既往史	服用抗凝药物	有，无	\	入院记录	A
病历信息	入院记录	既往史	服用抗血小板药物	有，无	\	入院记录	A
病历信息	入院记录	既往史	外伤史	有，无	\	入院记录	C
病历信息	入院记录	既往史	输血史	有，无	\	入院记录	C
病历信息	入院记录	既往史	食物及药物过敏史	有，无	\	入院记录	C
病历信息	入院记录	既往史	过敏食物及药物名称	\	\	入院记录	C
病历信息	入院记录	个人史	饮酒史	有，无	\	入院记录	A
病历信息	入院记录	个人史	饮酒年限	\	年	入院记录	A
病历信息	入院记录	个人史	饮酒量	\	ml/d	入院记录	A
病历信息	入院记录	个人史	饮酒频率	偶尔，经常	\	入院记录	A

数据集名称	模块名称	子模块名称	数据元名称	值域	单位	数据来源	数据等级
病历信息	入院记录	个人史	饮酒种类	啤酒，白酒，葡萄酒	\	入院记录	A
病历信息	入院记录	个人史	戒酒时间	\	年/月	入院记录	A
病历信息	入院记录	个人史	吸毒史	有，无	\	入院记录	B
病历信息	入院记录	个人史	吸烟史	有，无	\	入院记录	A
病历信息	入院记录	个人史	吸烟量	\	支/天	入院记录	A
病历信息	入院记录	个人史	戒烟时间	\	年/月	入院记录	A
病历信息	入院记录	个人史	吸烟时长	\	年/月	入院记录	A
病历信息	入院记录	个人史	出生地或长期居住地	\	\	入院记录	C
病历信息	入院记录	个人史	地方病流行区	有，无	\	入院记录	C
病历信息	入院记录	个人史	工业毒物、粉尘接触或中毒史	有，无	\	入院记录	C
病历信息	入院记录	个人史	放射性物质接触史	有，无	\	入院记录	C
病历信息	入院记录	个人史	冶游史	有，无	\	入院记录	C
病历信息	入院记录	月经史	月经初潮年龄	\	岁	入院记录	B
病历信息	入院记录	月经史	月经周期	\	天	入院记录	B
病历信息	入院记录	月经史	经期天数	\	天	入院记录	B
病历信息	入院记录	月经史	末次月经日期	\	年，月，日	入院记录	B
病历信息	入院记录	月经史	闭经年龄	\	岁	入院记录	B
病历信息	入院记录	婚育史	婚姻状况	未婚，已婚，离婚，丧偶，其他	\	入院记录	B
病历信息	入院记录	家族史	家族遗传病史	有，无	\	入院记录	B
病历信息	入院记录	家族史	家族遗传病名称	\	\	入院记录	A
病历信息	入院记录	家族史	肿瘤家族史	是，否	\	入院记录	A
病历信息	入院记录	体格检查	神志	清楚，意识模糊，烦躁不安，嗜睡，昏睡，深昏迷，浅昏迷，谵妄	\	入院记录	A

数据集名称	模块名称	子模块名称	数据元名称	值域	单位	数据来源	数据等级
病历信息	入院记录	体格检查	体位	自主，被动，强迫	\	入院记录	A
病历信息	入院记录	体格检查	体温（T）	\	℃	入院记录	A
病历信息	入院记录	体格检查	呼吸（R）	\	次/分	入院记录	A
病历信息	入院记录	体格检查	心率（HR）	\	次/分	入院记录	A
病历信息	入院记录	体格检查	血压（BP）	\	mmHg	入院记录	A
病历信息	入院记录	体格检查	黏膜发绀	有，无	\	入院记录	A
病历信息	入院记录	体格检查	全身淋巴结肿大	有，无	\	入院记录	A
病历信息	入院记录	体格检查	肿大淋巴结位置	\	\	入院记录	A
病历信息	入院记录	体格检查	肿大淋巴结数量	\	个	入院记录	A
病历信息	入院记录	体格检查	肿大淋巴结大小	\	mm	入院记录	A
病历信息	入院记录	体格检查	肿大淋巴结质地	\	\	入院记录	A
病历信息	入院记录	体格检查	肿大淋巴结活动度	\	\	入院记录	A
病历信息	入院记录	体格检查	头颈部淋巴结肿大	有，无	\	入院记录	A
病历信息	入院记录	体格检查	龋齿	有，无	\	入院记录	B
病历信息	入院记录	体格检查	义齿	有，无	\	入院记录	B
病历信息	入院记录	体格检查	胸膜摩擦音	有，无	\	入院记录	B
病历信息	入院记录	体格检查	胸廓畸形	有，无	\	入院记录	B
病历信息	入院记录	体格检查	病理性杂音	有，无	\	入院记录	B
病历信息	入院记录	体格检查	胸廓对称	是，否	\	入院记录	B
病历信息	入院记录	体格检查	呼吸音情况	支气管呼吸音，肺泡呼吸音，低调干啰音，粗湿啰音，中湿啰音，细湿啰音	\	入院记录	A
病历信息	入院记录	体格检查	腹部压痛	是，否	\	入院记录	B
病历信息	入院记录	体格检查	腹部反跳痛	是，否	\	入院记录	B

数据集名称	模块名称	子模块名称	数据元名称	值域	单位	数据来源	数据等级
病历信息	入院记录	体格检查	腹部肿块	有，无	\	入院记录	B
病历信息	入院记录	体格检查	肝区叩痛	有，无	\	入院记录	B
病历信息	入院记录	体格检查	肝区压痛	有，无	\	入院记录	B
病历信息	入院记录	体格检查	移动性浊音	阴性，阳性	\	入院记录	B
病历信息	入院记录	体格检查	脾触诊	肋下未触及，肋下可触及	\	入院记录	B
病历信息	入院记录	专科检查	鼻外观畸形	是，否	\	入院记录	A
病历信息	入院记录	专科检查	鼻前庭红肿	是，否	\	入院记录	A
病历信息	入院记录	专科检查	鼻腔黏膜	充血，苍白，水肿，萎缩	\	入院记录	A
病历信息	入院记录	专科检查	鼻中隔	左偏，右偏，不规则偏曲，居中，穿孔	\	入院记录	A
病历信息	入院记录	专科检查	总鼻道情况	通畅，分泌物，新生物	\	入院记录	A
病历信息	入院记录	专科检查	中鼻道情况	通畅，分泌物，新生物	\	入院记录	A
病历信息	入院记录	专科检查	嗅裂情况	通畅，分泌物，新生物	\	入院记录	A
病历信息	入院记录	专科检查	鼻腔分泌物	有，无	\	入院记录	A
病历信息	入院记录	专科检查	鼻腔分泌物性状	水样，清亮，黏液性，脓性，血性	\	入院记录	A
病历信息	入院记录	专科检查	鼻腔分泌物检查部位	总鼻道，下鼻道，中鼻道，嗅裂	\	入院记录	A
病历信息	入院记录	专科检查	下鼻甲情况	正常，肥大，水肿，充血，萎缩	\	入院记录	A
病历信息	入院记录	专科检查	中鼻甲情况	正常，肥大，水肿，充血，萎缩	\	入院记录	A
病历信息	入院记录	专科检查	鼻咽部新生物	是，否	\	入院记录	A
病历信息	入院记录	专科检查	鼻咽隆起部位	顶后壁，侧壁，咽隐窝	\	入院记录	A
病历信息	入院记录	专科检查	鼻咽部分泌物	有，无	\	入院记录	A
病历信息	入院记录	专科检查	鼻咽部分泌物性状	水样，清亮，黏液性，脓性，血性	\	入院记录	A
病历信息	入院记录	专科检查	腺样体	肥大，不明显，残留	\	入院记录	A

数据集名称	模块名称	子模块名称	数据元名称	值域	单位	数据来源	数据等级
病历信息	入院记录	专科检查	鼻咽黏膜情况	光滑，粗糙，溃疡	\	入院记录	A
病历信息	入院记录	专科检查	后鼻孔分泌物	有，无	\	入院记录	A
病历信息	入院记录	专科检查	后鼻孔分泌物性状	水样，清亮，黏液性，脓性，血性	\	入院记录	A
病历信息	入院记录	专科检查	下鼻甲后端突出后鼻孔	是，否	\	入院记录	A
病历信息	入院记录	专科检查	下鼻甲后端突出后鼻孔的位置	左侧，右侧	\	入院记录	A
病历信息	入院记录	专科检查	双侧耳廓形态对称	是，否	\	入院记录	B
病历信息	入院记录	专科检查	畸形	有，无	\	入院记录	B
病历信息	入院记录	专科检查	耳廓缺损	有，无	\	入院记录	B
病历信息	入院记录	专科检查	耳周红肿	有，无	\	入院记录	B
病历信息	入院记录	专科检查	耳周瘘口	有，无	\	入院记录	B
病历信息	入院记录	专科检查	耳周瘢痕	有，无	\	入院记录	B
病历信息	入院记录	专科检查	耳周新生物	有，无	\	入院记录	B
病历信息	入院记录	专科检查	外耳道口闭锁	是，否	\	入院记录	B
病历信息	入院记录	专科检查	外耳道口狭窄	是，否	\	入院记录	B
病历信息	入院记录	专科检查	外耳道口新生物	有，无	\	入院记录	B
病历信息	入院记录	专科检查	外耳道口瘘口	有，无	\	入院记录	B
病历信息	入院记录	专科检查	外耳道皮肤红肿	有，无	\	入院记录	B
病历信息	入院记录	专科检查	外耳道皮肤糜烂	有，无	\	入院记录	B
病历信息	入院记录	专科检查	外耳道异常分泌物	有，无	\	入院记录	B
病历信息	入院记录	专科检查	外耳道压痛	有，无	\	入院记录	B
病历信息	入院记录	专科检查	外耳道分泌物	有，无	\	入院记录	B
病历信息	入院记录	专科检查	外耳道分泌物性状	清亮，脓性，脓血性，其他	\	入院记录	B

数据集名称	模块名称	子模块名称	数据元名称	值域	单位	数据来源	数据等级
病历信息	入院记录	专科检查	耳后肿胀	有，无	\	入院记录	B
病历信息	入院记录	专科检查	耳周淋巴结肿大	有，无	\	入院记录	B
病历信息	入院记录	专科检查	外耳道异味	有，无	\	入院记录	B
病历信息	入院记录	专科检查	外耳道耵聍栓塞	有，无	\	入院记录	B
病历信息	入院记录	专科检查	外耳道骨段后上壁塌陷	是，否	\	入院记录	B
病历信息	入院记录	专科检查	鼓膜充血	有，无	\	入院记录	B
病历信息	入院记录	专科检查	鼓膜肿胀	有，无	\	入院记录	B
病历信息	入院记录	专科检查	鼓膜钙化	有，无	\	入院记录	B
病历信息	入院记录	专科检查	鼓膜增厚	有，无	\	入院记录	B
病历信息	入院记录	专科检查	鼓膜内陷	有，无	\	入院记录	B
病历信息	入院记录	专科检查	鼓膜萎缩变薄	是，否	\	入院记录	B
病历信息	入院记录	专科检查	鼓室积液	有，无	\	入院记录	A
病历信息	入院记录	专科检查	鼓室黏膜充血	是，否	\	入院记录	B
病历信息	入院记录	专科检查	鼓室黏膜水肿	是，否	\	入院记录	B
病历信息	入院记录	专科检查	鼓室内肉芽	有，无	\	入院记录	B
病历信息	入院记录	专科检查	鼓室内息肉	有，无	\	入院记录	B
病历信息	入院记录	专科检查	鼓室内胆脂瘤	有，无	\	入院记录	B
病历信息	入院记录	专科检查	林纳（Rinne）试验	(+)，(−)，(±)，未做	\	入院记录	B
病历信息	入院记录	专科检查	韦伯（Weber）试验	(+)，(−)，(±)，未做	\	入院记录	B
病历信息	入院记录	专科检查	施瓦巴赫（Schwabach）试验	(+)，(−)，(±)，未做	\	入院记录	B
病历信息	入院记录	专科检查	盖莱（Gelle）试验	(+)，(−)，(±)，未做	\	入院记录	B
病历信息	入院记录	专科检查	软腭黏膜情况	正常，充血，溃疡，缺损，膨隆，新生物，其他	\	入院记录	A

数据集名称	模块名称	子模块名称	数据元名称	值域	单位	数据来源	数据等级
病历信息	入院记录	专科检查	腭咽弓黏膜情况	正常，充血，水肿，溃疡，瘢痕，粘连，其他	\	入院记录	A
病历信息	入院记录	专科检查	腭舌弓黏膜情况	正常，充血，水肿，溃疡，瘢痕，粘连，其他	\	入院记录	A
病历信息	入院记录	专科检查	扁桃体萎缩	有，无	\	入院记录	A
病历信息	入院记录	专科检查	扁桃体肿大	有，无	\	入院记录	A
病历信息	入院记录	专科检查	扁桃体分度	0度，1度，2度，3度，4度	\	入院记录	A
病历信息	入院记录	专科检查	扁桃体分泌物	有，无	\	入院记录	A
病历信息	入院记录	专科检查	扁桃体分泌物性状	脓性，血性，结石，豆渣样，其他	\	入院记录	A
病历信息	入院记录	专科检查	咽后壁黏膜情况	正常，淋巴滤泡增生，黏膜肥厚，黏膜皱襞	\	入院记录	A
病历信息	入院记录	专科检查	咽后壁滤泡增大	有，无	\	入院记录	A
病历信息	入院记录	专科检查	咽后壁分泌物	有，无	\	入院记录	A
病历信息	入院记录	专科检查	咽后壁分泌物性状	水样，清亮，黏性，脓性，血性	\	入院记录	A
病历信息	入院记录	专科检查	咽侧索情况	正常，肥厚，皱襞	\	入院记录	A
病历信息	入院记录	专科检查	舌位	1度，2度，3度，4度	\	入院记录	A
病历信息	入院记录	专科检查	下咽腔狭窄	是，否	\	入院记录	A
病历信息	入院记录	专科检查	下咽腔黏膜情况	光滑，粗糙，溃疡	\	入院记录	A
病历信息	入院记录	专科检查	下咽腔分泌物	有，无	\	入院记录	A
病历信息	入院记录	专科检查	下咽腔分泌物性状	水样，清亮，黏性，脓性，血性	\	入院记录	A
病历信息	入院记录	专科检查	梨状窝对称	是，否	\	入院记录	A
病历信息	入院记录	专科检查	梨状窝黏膜	正常，红肿，溃疡，囊肿，局部隆起，新生物	\	入院记录	A
病历信息	入院记录	专科检查	梨状窝积液	有，无	\	入院记录	A

数据集名称	模块名称	子模块名称	数据元名称	值域	单位	数据来源	数据等级
病历信息	入院记录	专科检查	梨状窝检查部位	左侧，右侧，双侧	\	入院记录	A
病历信息	入院记录	专科检查	环后区情况	正常，红肿，溃疡，囊肿，局部隆起，新生物	\	入院记录	A
病历信息	入院记录	专科检查	下咽新生物	有，无	\	入院记录	A
病历信息	入院记录	专科检查	下咽新生物个数	\	个	入院记录	A
病历信息	入院记录	专科检查	下咽新生物位置	左侧，右侧，双侧	\	入院记录	A
病历信息	入院记录	专科检查	下咽新生物所在亚区	梨状窝，环后区，下咽后壁	\	入院记录	A
病历信息	入院记录	专科检查	下咽新生物大小	\	mm	入院记录	A
病历信息	入院记录	专科检查	喉外部畸形	有，无	\	入院记录	A
病历信息	入院记录	专科检查	喉外部肿胀	有，无	\	入院记录	A
病历信息	入院记录	专科检查	喉外部触痛	有，无	\	入院记录	A
病历信息	入院记录	专科检查	喉黏膜充血	有，无	\	入院记录	A
病历信息	入院记录	专科检查	喉黏膜水肿	有，无	\	入院记录	A
病历信息	入院记录	专科检查	喉黏膜增厚	有，无	\	入院记录	A
病历信息	入院记录	专科检查	喉黏膜溃疡	有，无	\	入院记录	A
病历信息	入院记录	专科检查	喉黏膜瘢痕	有，无	\	入院记录	A
病历信息	入院记录	专科检查	喉黏膜异物	有，无	\	入院记录	A
病历信息	入院记录	专科检查	会厌情况	正常，红肿，溃疡，局部隆起，新生物	\	入院记录	A
病历信息	入院记录	专科检查	会厌谷	正常，红肿，溃疡，囊肿，局部隆起，新生物	\	入院记录	A
病历信息	入院记录	专科检查	双侧室带对称	是，否	\	入院记录	A
病历信息	入院记录	专科检查	室带情况	正常，红肿，溃疡，囊肿，局部隆起，新生物	\	入院记录	A

数据集名称	模块名称	子模块名称	数据元名称	值域	单位	数据来源	数据等级
病历信息	入院记录	专科检查	室带检查部位	左侧，右侧，双侧	\	入院记录	A
病历信息	入院记录	专科检查	喉室新生物	有，无	\	入院记录	A
病历信息	入院记录	专科检查	喉室新生物检查部位	左侧，右侧，双侧	\	入院记录	A
病历信息	入院记录	专科检查	声带活动	正常，受限，单侧麻痹，双侧麻痹	\	入院记录	A
病历信息	入院记录	专科检查	声带活动检查部位	左侧，右侧，双侧	\	入院记录	A
病历信息	入院记录	专科检查	声带闭合	良好，闭合不全	\	入院记录	A
病历信息	入院记录	专科检查	声带闭合检查部位	左侧，右侧，双侧	\	入院记录	A
病历信息	入院记录	专科检查	声带黏膜情况	正常，红肿，溃疡，局部隆起，新生物	\	入院记录	A
病历信息	入院记录	专科检查	声带黏膜检查部位	左侧，右侧，双侧	\	入院记录	A
病历信息	入院记录	专科检查	杓状软骨活动	正常，固定，脱位	\	入院记录	A
病历信息	入院记录	专科检查	杓状软骨活动检查部位	左侧，右侧，双侧	\	入院记录	A
病历信息	入院记录	专科检查	声带新生物	有，无	\	入院记录	A
病历信息	入院记录	专科检查	声带新生物个数	\	个	入院记录	A
病历信息	入院记录	专科检查	声带新生物位置	左侧，右侧，双侧	\	入院记录	A
病历信息	入院记录	专科检查	声带新生物所在亚区	声门上，声门，声门下	\	入院记录	A
病历信息	入院记录	专科检查	声带新生物大小	\	mm	入院记录	A
病历信息	入院记录	专科检查	斜颈	是，否	\	入院记录	A
病历信息	入院记录	专科检查	颈部强直	是，否	\	入院记录	A
病历信息	入院记录	专科检查	颈部活动受限	是，否	\	入院记录	A
病历信息	入院记录	专科检查	颈部血管异常搏动	有，无	\	入院记录	A
病历信息	入院记录	专科检查	颈部皮肤肿胀	有，无	\	入院记录	A
病历信息	入院记录	专科检查	颈部皮肤瘘管	有，无	\	入院记录	A

数据集名称	模块名称	子模块名称	数据元名称	值域	单位	数据来源	数据等级
病历信息	入院记录	专科检查	颈部皮肤溃烂	有，无	\	入院记录	A
病历信息	入院记录	专科检查	颈部包块隆起	有，无	\	入院记录	A
病历信息	入院记录	专科检查	颈部包块压痛	有，无	\	入院记录	A
病历信息	入院记录	专科检查	颈部包块位置	耳前，耳后，颈侧，颌下，颏下，其他	\	入院记录	A
病历信息	入院记录	专科检查	颈部包块大小	\	mm	入院记录	A
病历信息	入院记录	专科检查	颈部包块活动度	\	\	入院记录	A
病历信息	入院记录	专科检查	颈部包块随吞咽上下移动	是，否	\	入院记录	A
病历信息	入院记录	专科检查	腮腺肿大	有，无	\	入院记录	A
病历信息	入院记录	专科检查	颌下腺肿大	有，无	\	入院记录	A
病历信息	入院记录	专科检查	甲状腺肿大	有，无	\	入院记录	A
病历信息	入院记录	专科检查	颈部淋巴结肿大	有，无	\	入院记录	A
病历信息	入院记录	专科检查	淋巴结肿大区域	I区，II区，III区，IV区，V区，VI区	\	入院记录	A
病历信息	入院记录	专科检查	甲状腺区血管杂音	有，无	\	入院记录	A
病历信息	入院记录	诊断	喉癌	是，否	\	入院记录	A
病历信息	入院记录	诊断	喉癌分型	声门上型，声门型，声门下型，贯声门型	\	入院记录	A
病历信息	入院记录	诊断	下咽癌	是，否	\	入院记录	A
病历信息	入院记录	诊断	下咽癌分型	梨状窝，环后区，下咽后壁	\	入院记录	A
病历信息	入院记录	诊断	鳞状细胞癌	是，否	\	入院记录	A
病历信息	入院记录	诊断	鼻咽癌	是，否	\	入院记录	A
病历信息	入院记录	诊断	舌癌	是，否	\	入院记录	A

数据集名称	模块名称	子模块名称	数据元名称	值域	单位	数据来源	数据等级
病历信息	入院记录	诊断	扁桃体癌	是，否	\	入院记录	A
病历信息	入院记录	诊断	口咽癌	是，否	\	入院记录	A
病历信息	入院记录	诊断	口腔癌	是，否	\	入院记录	A
病历信息	会诊记录	会诊记录	会诊日期	\	年，月，日	会诊记录	A
病历信息	会诊记录	会诊记录	参加会诊科室	\	\	会诊记录	A
病历信息	会诊记录	会诊记录	参加会诊科室一意见	\	\	会诊记录	A
病历信息	会诊记录	会诊记录	参加会诊科室二意见	\	\	会诊记录	A
病历信息	会诊记录	会诊记录	参加会诊科室三意见	\	\	会诊记录	A
病历信息	会诊记录	会诊记录	参加会诊科室四意见	\	\	会诊记录	A
病历信息	会诊记录	会诊记录	参加会诊科室五意见	\	\	会诊记录	A
病历信息	会诊记录	会诊记录	参加会诊科室六意见	\	\	会诊记录	A
病历信息	会诊记录	会诊记录	参加会诊科室七意见	\	\	会诊记录	A
病历信息	会诊记录	会诊记录	参加会诊其他科室意见	\	\	会诊记录	A
病历信息	会诊记录	会诊记录	多学科会诊结论	\	\	会诊记录	A

第三部分 检验检查信息

模块名称	参考标准
检验检查	《诊断学》，第9版，人民卫生出版社 《临床基础检验学技术》，人民卫生出版社 《中华医学百科全书：公共卫生学卫生检验学》，中国协和医科大学出版社 中华人民共和国卫生行业标准 WS 445.12—2014 电子病历基本数据集 第4部分：检查检验记录 《医学影像学》，第9版，人民卫生出版社 《医学影像诊断学》，第5版，人民卫生出版社

数据集名称	模块名称	子模块名称	数据元名称	值域	单位	数据来源	数据等级
实验室检查	一般检验	超敏C反应蛋白（Hs-CRP）	超敏C反应蛋白（Hs-CRP）	\	mg/L	检验信息	A
实验室检查	一般检验	急诊血常规	C反应蛋白（CRP）	\	mg/L	检验信息	A
实验室检查	一般检验	空腹血糖	空腹血糖	\	mmol/L	检验信息	A
实验室检查	一般检验	餐后2小时血糖	餐后2小时血糖	\	mmol/L	检验信息	A
实验室检查	一般检验	糖化血红蛋白	糖化血红蛋白	\	mg/dl	检验信息	A
实验室检查	一般检验	血清降钙素原（PCT）	血清降钙素原（PCT）	\	ng/ml	检验信息	A
实验室检查	一般检验	血常规	白细胞计数	\	/L	检验信息	A
实验室检查	一般检验	血常规	中性粒细胞百分比	\	%	检验信息	A

数据集名称	模块名称	子模块名称	数据元名称	值域	单位	数据来源	数据等级
实验室检查	一般检验	血常规	淋巴细胞百分比	\	%	检验信息	A
实验室检查	一般检验	血常规	单核细胞百分比	\	%	检验信息	A
实验室检查	一般检验	血常规	嗜酸性粒细胞百分比	\	%	检验信息	A
实验室检查	一般检验	血常规	嗜碱性粒细胞百分比	\	%	检验信息	A
实验室检查	一般检验	血常规	中性粒细胞计数	\	/L	检验信息	A
实验室检查	一般检验	血常规	淋巴细胞计数	\	/L	检验信息	A
实验室检查	一般检验	血常规	单核细胞计数	\	/L	检验信息	A
实验室检查	一般检验	血常规	嗜酸性粒细胞计数	\	/L	检验信息	A
实验室检查	一般检验	血常规	嗜碱性粒细胞计数	\	/L	检验信息	A
实验室检查	一般检验	血常规	红细胞计数	\	/L	检验信息	A
实验室检查	一般检验	血常规	血红蛋白浓度	\	g/L	检验信息	A
实验室检查	一般检验	血常规	红细胞压积	\	%	检验信息	A
实验室检查	一般检验	血常规	平均血红蛋白浓度	\	g/L	检验信息	A
实验室检查	一般检验	血常规	平均血红蛋白含量	\	pg	检验信息	A
实验室检查	一般检验	血常规	红细胞分布宽度 -CV	\	%	检验信息	A
实验室检查	一般检验	血常规	红细胞分布宽度 -SD	\	%	检验信息	A
实验室检查	一般检验	血常规	血小板计数（PLT）	\	/L	检验信息	A
实验室检查	一般检验	血常规	血小板压积（PCT）	\	%	检验信息	A
实验室检查	一般检验	血常规	血小板平均体积	\	fl	检验信息	A
实验室检查	一般检验	血常规	血小板分布宽度	\	%	检验信息	A
实验室检查	一般检验	血常规	大血小板百分比	\	%	检验信息	A
实验室检查	一般检验	血常规	有核红细胞计数	\	/L	检验信息	A

数据集名称	模块名称	子模块名称	数据元名称	值域	单位	数据来源	数据等级
实验室检查	一般检验	血常规	有核红细胞百分比	\	%	检验信息	A
实验室检查	一般检验	血型检验	ABO 血型	A 型，B 型，AB 型，O 型	\	检验信息	A
实验室检查	一般检验	血型检验	Rh 血型（D）	阴性，阳性	\	检验信息	A
实验室检查	一般检验	出、凝血常规	凝血酶原时间（PT）	\	秒	检验信息	A
实验室检查	一般检验	出、凝血常规	凝血酶原活动度 PT%	\	%	检验信息	A
实验室检查	一般检验	出、凝血常规	INR 值	\	\	检验信息	A
实验室检查	一般检验	出、凝血常规	活化部分凝血活酶时间（APTT）	\	秒	检验信息	A
实验室检查	一般检验	出、凝血常规	凝血酶时间（TT）	\	秒	检验信息	A
实验室检查	一般检验	出、凝血常规	纤维蛋白原（FIB）	\	g/L	检验信息	A
实验室检查	一般检验	出、凝血常规	D- 二聚体	\	mg/L	检验信息	A
实验室检查	一般检验	心肌梗死组合	肌酸激酶同工酶（CK-MB）	\	ng/ml	检验信息	A
实验室检查	一般检验	心肌梗死组合	肌红蛋白（肌血球素）（MYO）	\	μg/L	检验信息	A
实验室检查	一般检验	心肌梗死组合	高敏肌钙蛋白 T（TnT-T）	\	ng/ml	检验信息	A
实验室检查	一般检验	心酶组合	肌酸激酶（CK）	\	ng/ml	检验信息	A
实验室检查	一般检验	心酶组合	天冬氨酸转氨酶（AST）	\	U/L	检验信息	A
实验室检查	一般检验	心酶组合	乳酸脱氢酶（LDH）	\	U/L	检验信息	A
实验室检查	一般检验	尿常规	颜色	透明，淡黄色，黄色，乳白色，血红色，其他	\	检验信息	A
实验室检查	一般检验	尿常规	浑浊度	清晰，浑浊，其他	\	检验信息	A
实验室检查	一般检验	尿常规	pH	\	\	检验信息	A
实验室检查	一般检验	尿常规	比重	\	\	检验信息	A

数据集名称	模块名称	子模块名称	数据元名称	值域	单位	数据来源	数据等级
实验室检查	一般检验	尿常规	尿粒细胞酯酶	阴性（－），阳性（＋），阳性（＋＋），阳性（＋＋＋）	\	检验信息	A
实验室检查	一般检验	尿常规	尿亚硝酸盐	阴性（－），阳性（＋），阳性（＋＋），阳性（＋＋＋）	\	检验信息	A
实验室检查	一般检验	尿常规	尿糖	阴性（－），阳性（＋），阳性（＋＋），阳性（＋＋＋）	\	检验信息	A
实验室检查	一般检验	尿常规	尿蛋白	阴性（－），阳性（＋），阳性（＋＋），阳性（＋＋＋）	\	检验信息	A
实验室检查	一般检验	尿常规	尿酮体	阴性（－），阳性（＋），阳性（＋＋），阳性（＋＋＋）	\	检验信息	A
实验室检查	一般检验	尿常规	尿胆红素	阴性（－），阳性（＋），阳性（＋＋），阳性（＋＋＋）	\	检验信息	A
实验室检查	一般检验	尿常规	尿胆原	阴性（－），阳性（＋），阳性（＋＋），阳性（＋＋＋）	\	检验信息	A
实验室检查	一般检验	尿常规	尿隐血	阴性（－），阳性（＋），阳性（＋＋），阳性（＋＋＋）	\	检验信息	A
实验室检查	一般检验	尿常规	维生素 C	阴性（－），阳性（＋），阳性（＋＋），阳性（＋＋＋）	\	检验信息	A
实验室检查	一般检验	尿常规	红细胞	\	/µl	检验信息	A
实验室检查	一般检验	尿常规	白细胞	\	/µl	检验信息	A
实验室检查	一般检验	尿常规	鳞状上皮细胞	\	/µl	检验信息	A
实验室检查	一般检验	尿常规	非鳞状上皮细胞	\	/µl	检验信息	A
实验室检查	一般检验	尿常规	透明管型	\	/µl	检验信息	A
实验室检查	一般检验	尿常规	病理管型	\	/µl	检验信息	A
实验室检查	一般检验	尿常规	结晶	\	/µl	检验信息	A

数据集名称	模块名称	子模块名称	数据元名称	值域	单位	数据来源	数据等级
实验室检查	一般检验	尿常规	细菌	\	/μl	检验信息	A
实验室检查	一般检验	尿常规	黏液丝	\	/μl	检验信息	A
实验室检查	一般检验	大便常规＋隐血＋转铁蛋白组	寄生虫	阴性（－），阳性（＋），阳性（＋＋），阳性（＋＋＋）	\	检验信息	A
实验室检查	一般检验	大便常规＋隐血＋转铁蛋白组	阿米巴镜检	阴性（－），阳性（＋），阳性（＋＋），阳性（＋＋＋）	\	检验信息	A
实验室检查	一般检验	大便常规＋隐血＋转铁蛋白组	寄生虫卵	阴性（－），阳性（＋），阳性（＋＋），阳性（＋＋＋）	\	检验信息	A
实验室检查	一般检验	大便常规＋隐血＋转铁蛋白组	血红蛋白浓度	\	g/L	检验信息	A
实验室检查	一般检验	大便常规＋隐血＋转铁蛋白组	转铁蛋白	阴性（－），阳性（＋），阳性（＋＋），阳性（＋＋＋）	\	检验信息	A
实验室检查	一般检验	大便常规＋隐血＋转铁蛋白组	白细胞	阴性（－），阳性（＋），阳性（＋＋），阳性（＋＋＋）	\	检验信息	A
实验室检查	一般检验	大便常规＋隐血＋转铁蛋白组	红细胞	阴性（－），阳性（＋），阳性（＋＋），阳性（＋＋＋）	\	检验信息	A
实验室检查	一般检验	基础代谢生化组合Ⅰ＋Ⅱ	丙氨酸转氨酶（ALT）	\	U/L	检验信息	A
实验室检查	一般检验	基础代谢生化组合Ⅰ＋Ⅱ	天冬氨酸转氨酶（AST）	\	U/L	检验信息	A
实验室检查	一般检验	基础代谢生化组合Ⅰ＋Ⅱ	碱性磷酸酶（ALP）	\	U/L	检验信息	A
实验室检查	一般检验	基础代谢生化组合Ⅰ＋Ⅱ	总蛋白（TP）	\	g/L	检验信息	A
实验室检查	一般检验	基础代谢生化组合Ⅰ＋Ⅱ	白蛋白（ALB）	\	g/L	检验信息	A

数据集名称	模块名称	子模块名称	数据元名称	值域	单位	数据来源	数据等级
实验室检查	一般检验	基础代谢生化组合 I + II	球蛋白（GLB）	\	g/L	检验信息	A
实验室检查	一般检验	基础代谢生化组合 I + II	白 / 球比值	\	\	检验信息	A
实验室检查	一般检验	基础代谢生化组合 I + II	总胆红素（TBIL）	\	μmol/L	检验信息	A
实验室检查	一般检验	基础代谢生化组合 I + II	钙（Ca）	\	μmol/L	检验信息	A
实验室检查	一般检验	基础代谢生化组合 I + II	磷（PHOS）	\	μmol/L	检验信息	A
实验室检查	一般检验	基础代谢生化组合 I + II	钠（Na）	\	mmol/L	检验信息	A
实验室检查	一般检验	基础代谢生化组合 I + II	钾（K）	\	mmol/L	检验信息	A
实验室检查	一般检验	基础代谢生化组合 I + II	氯（Cl）	\	mmol/L	检验信息	A
实验室检查	一般检验	基础代谢生化组合 I + II	二氧化碳（CO_2）	\	mmol/L	检验信息	A
实验室检查	一般检验	基础代谢生化组合 I + II	葡萄糖（GLU）	\	mmol/L	检验信息	A
实验室检查	一般检验	基础代谢生化组合 I + II	尿素（UREA）	\	mmol/L	检验信息	A
实验室检查	一般检验	基础代谢生化组合 I + II	肌酐（CREA）	\	μmol/L	检验信息	A

数据集名称	模块名称	子模块名称	数据元名称	值域	单位	数据来源	数据等级
实验室检查	一般检验	基础代谢生化组合 I + II	尿酸（UA）	\	μmol/L	检验信息	A
实验室检查	一般检验	基础代谢生化组合 I + II	阴离子间隙（AG）	\	mmol/L	检验信息	A
实验室检查	一般检验	基础代谢生化组合 I + II	渗透压	\	mOsm/L	检验信息	A
实验室检查	一般检验	基础代谢生化组合 I + II	UREA/CREA	\	IU/mL	检验信息	A
实验室检查	一般检验	血脂组合	总胆固醇（CHOL）	\	mmol/L	检验信息	A
实验室检查	一般检验	血脂组合	甘油三酯（TG）	\	mmol/L	检验信息	A
实验室检查	一般检验	血脂组合	高密度脂蛋白胆固醇（HDL-C）	\	mmol/L	检验信息	A
实验室检查	一般检验	血脂组合	低密度脂蛋白胆固醇（LDL-C）	\	mmol/L	检验信息	A
实验室检查	一般检验	血脂组合	载脂蛋白 A1（ApoA1）	\	g/L	检验信息	A
实验室检查	一般检验	血脂组合	载脂蛋白 B（ApoB）	\	g/L	检验信息	A
实验室检查	一般检验	血脂组合	ApoA1/ApoB	\	\	检验信息	A
实验室检查	一般检验	血脂组合	载脂蛋白 E（ApoE）	\	g/L	检验信息	A
实验室检查	一般检验	血脂组合	脂蛋白 a（LP-a）	\	mg/L	检验信息	A
实验室检查	一般检验	感染筛查组合 1	乙型肝炎病毒表面抗原（HBsAg）	\	IU/L	检验信息	A
实验室检查	一般检验	感染筛查组合 1	乙型肝炎病毒表面抗体（HBsAb）	\	S/CO	检验信息	A
实验室检查	一般检验	感染筛查组合 1	乙型肝炎病毒 e 抗原（HBeAg）	\	S/CO	检验信息	A
实验室检查	一般检验	感染筛查组合 1	乙型肝炎病毒 e 抗体（HBeAb）	\	S/CO	检验信息	A
实验室检查	一般检验	感染筛查组合 1	乙型肝炎病毒核心抗体（HBcAb）	\	S/CO	检验信息	A
实验室检查	一般检验	感染筛查组合 1	丙型肝炎病毒抗体（HCV-Ab）	\	S/CO	检验信息	A
实验室检查	一般检验	感染筛查组合 1	人免疫缺陷病毒（HIV）I 型 II 型	\	S/CO	检验信息	A

数据集名称	模块名称	子模块名称	数据元名称	值域	单位	数据来源	数据等级
实验室检查	一般检验	感染筛查组合 1	梅毒螺旋体抗体	\	S/CO	检验信息	A
实验室检查	一般检验	肝炎系列	甲型肝炎病毒（HAV-IgM）	阴性（-），阳性（+）	\	检验信息	A
实验室检查	一般检验	肝炎系列	乙型肝炎病毒核心抗体 IgM	阴性（-），阳性（+）	\	检验信息	A
实验室检查	一般检验	肝炎系列	丙型肝炎病毒（HCV-IgG）	阴性（-），阳性（+）	\	检验信息	A
实验室检查	一般检验	肝炎系列	丁型肝炎病毒（HDV-IgM）	阴性（-），阳性（+）	\	检验信息	A
实验室检查	一般检验	肝炎系列	戊型肝炎病毒（HEV-IgM）	阴性（-），阳性（+）	\	检验信息	A
实验室检查	一般检验	肝炎系列	庚型肝炎病毒（HGV-IgG）	阴性（-），阳性（+）	\	检验信息	A
实验室检查	一般检验	乙肝病毒 DNA	乙肝病毒 DNA 检测	\	\	检验信息	A
实验室检查	一般检验	甲状腺组合	促甲状腺刺激激素（TSH）	\	μIU/ml	检验信息	A
实验室检查	一般检验	甲状腺组合	游离 T_3	\	pmol/L	检验信息	A
实验室检查	一般检验	甲状腺组合	游离 T_4	\	pmol/L	检验信息	A
实验室检查	一般检验	甲状腺组合	总 T_3	\	nmol/L	检验信息	A
实验室检查	一般检验	甲状腺组合	总 T_4	\	nmol/L	检验信息	A
实验室检查	一般检验	B 型钠尿肽前体测定	B 型钠尿肽前体测定	\	pg/ml	检验信息	A
实验室检查	一般检验	皮质醇	皮质醇上午 8 时	\	μg/dl	检验信息	A
实验室检查	一般检验	皮质醇	皮质醇下午 4 时	\	μg/dl	检验信息	A
实验室检查	一般检验	皮质醇	皮质醇 0 时	\	μg/dl	检验信息	A
实验室检查	一般检验	促肾上腺皮质激素	促肾上腺皮质激素	\	pmol/L	检验信息	A
实验室检查	一般检验	痰培养组合	痰快速鉴定（供参考）	\	\	检验信息	A
实验室检查	一般检验	痰培养组合	痰培养和鉴定（普通细菌）	\	\	检验信息	A

数据集名称	模块名称	子模块名称	数据元名称	值域	单位	数据来源	数据等级
实验室检查	一般检验	痰培养组合	痰培养和鉴定（真菌）	\	\	检验信息	A
实验室检查	一般检验	痰培养组合	痰显微镜检查（普通细菌）	\	\	检验信息	A
实验室检查	一般检验	痰培养组合	痰显微镜检查（真菌）	\	\	检验信息	A
实验室检查	一般检验	血培养	血快速鉴定（供参考）	\	\	检验信息	A
实验室检查	一般检验	血培养	血培养和鉴定（普通细菌）	\	\	检验信息	A
实验室检查	一般检验	血培养	血培养和鉴定（厌氧菌）	\	\	检验信息	A
实验室检查	一般检验	血培养	血培养和鉴定（真菌）	\	\	检验信息	A
实验室检查	一般检验	培养组合（除血、骨髓以外的其他标本）	快速鉴定（供参考）	\	\	检验信息	A
实验室检查	一般检验	培养组合（除血、骨髓以外的其他标本）	培养和鉴定（普通细菌）	\	\	检验信息	A
实验室检查	一般检验	培养组合（除血、骨髓以外的其他标本）	培养和鉴定（真菌）	\	\	检验信息	A
实验室检查	一般检验	细胞免疫组合	$CD3^+$	\	%	检验信息	A
实验室检查	一般检验	细胞免疫组合	$CD3^+CD4^+$	\	%	检验信息	A
实验室检查	一般检验	细胞免疫组合	$CD3^+CD8^+$	\	%	检验信息	A
实验室检查	一般检验	细胞免疫组合	$CD3^+CD4^-CD8^-$	\	%	检验信息	A
实验室检查	一般检验	细胞免疫组合	$CD3^+CD56^+$	\	%	检验信息	A
实验室检查	一般检验	细胞免疫组合	$CD56^+CD16^-$	\	%	检验信息	A
实验室检查	一般检验	细胞免疫组合	$CD56^+CD16^+$	\	%	检验信息	A
实验室检查	一般检验	细胞免疫组合	NK 细胞	\	%	检验信息	A

数据集名称	模块名称	子模块名称	数据元名称	值域	单位	数据来源	数据等级
实验室检查	一般检验	细胞免疫组合	CD16$^+$/CD56$^+$	\	%	检验信息	A
实验室检查	一般检验	细胞免疫组合	CD19$^+$	\	%	检验信息	A
实验室检查	一般检验	EB 鼻咽筛选组合	EB-EA-IgM（化学发光法）	\	COI	检验信息	A
实验室检查	一般检验	EB 鼻咽筛选组合	EB-NA-IgA（化学发光法）	\	COI	检验信息	A
实验室检查	一般检验	EB 鼻咽筛选组合	EB-NA-IgG（化学发光法）	\	U/mL	检验信息	A
实验室检查	一般检验	EB 鼻咽筛选组合	EB-VCA-IgA（化学发光法）	\	COI	检验信息	A
实验室检查	一般检验	EB DNA 测定	EB 病毒（DNA 测定）	\	copies/ml	检验信息	A
实验室检查	一般检验	HPV 核酸检测及分型人乳头瘤病毒	HPV 6 型-低危	\	\	检验信息	A
实验室检查	一般检验	HPV 核酸检测及分型人乳头瘤病毒	HPV11 型-低危	\	\	检验信息	A
实验室检查	一般检验	HPV 核酸检测及分型人乳头瘤病毒	HPV16 型-高危	\	\	检验信息	A
实验室检查	一般检验	HPV 核酸检测及分型人乳头瘤病毒	HPV18 型-高危	\	\	检验信息	A
实验室检查	一般检验	HPV 核酸检测及分型人乳头瘤病毒	HPV26 型-高危	\	\	检验信息	A
实验室检查	一般检验	HPV 核酸检测及分型人乳头瘤病毒	HPV31 型-高危	\	\	检验信息	A
实验室检查	一般检验	HPV 核酸检测及分型人乳头瘤病毒	HPV33 型-高危	\	\	检验信息	A
实验室检查	一般检验	HPV 核酸检测及分型人乳头瘤病毒	HPV35 型-高危	\	\	检验信息	A
实验室检查	一般检验	HPV 核酸检测及分型人乳头瘤病毒	HPV39 型-高危	\	\	检验信息	A

数据集名称	模块名称	子模块名称	数据元名称	值域	单位	数据来源	数据等级
实验室检查	一般检验	HPV 核酸检测及分型人乳头瘤病毒	HPV40 型-低危	\	\	检验信息	A
实验室检查	一般检验	HPV 核酸检测及分型人乳头瘤病毒	HPV42 型-低危	\	\	检验信息	A
实验室检查	一般检验	HPV 核酸检测及分型人乳头瘤病毒	HPV43 型-低危	\	\	检验信息	A
实验室检查	一般检验	HPV 核酸检测及分型人乳头瘤病毒	HPV44 型-低危	\	\	检验信息	A
实验室检查	一般检验	HPV 核酸检测及分型人乳头瘤病毒	HPV45 型-高危	\	\	检验信息	A
实验室检查	一般检验	HPV 核酸检测及分型人乳头瘤病毒	HPV51 型-高危	\	\	检验信息	A
实验室检查	一般检验	HPV 核酸检测及分型人乳头瘤病毒	HPV52 型-高危	\	\	检验信息	A
实验室检查	一般检验	HPV 核酸检测及分型人乳头瘤病毒	HPV53 型-高危	\	\	检验信息	A
实验室检查	一般检验	HPV 核酸检测及分型人乳头瘤病毒	HPV55 型-高危	\	\	检验信息	A
实验室检查	一般检验	HPV 核酸检测及分型人乳头瘤病毒	HPV56 型-高危	\	\	检验信息	A
实验室检查	一般检验	HPV 核酸检测及分型人乳头瘤病毒	HPV58 型-高危	\	\	检验信息	A
实验室检查	一般检验	HPV 核酸检测及分型人乳头瘤病毒	HPV59 型-高危	\	\	检验信息	A

数据集名称	模块名称	子模块名称	数据元名称	值域	单位	数据来源	数据等级
实验室检查	一般检验	HPV 核酸检测及分型人乳头瘤病毒	HPV61 型 –低危	\	\	检验信息	A
实验室检查	一般检验	HPV 核酸检测及分型人乳头瘤病毒	HPV66 型 –高危	\	\	检验信息	A
实验室检查	一般检验	HPV 核酸检测及分型人乳头瘤病毒	HPV68 型 –高危	\	\	检验信息	A
实验室检查	一般检验	HPV 核酸检测及分型人乳头瘤病毒	HPV73 型 –低危	\	\	检验信息	A
实验室检查	一般检验	HPV 核酸检测及分型人乳头瘤病毒	HPV81 型 –低危	\	\	检验信息	A
实验室检查	一般检验	HPV 核酸检测及分型人乳头瘤病毒	HPV82 型 –高危	\	\	检验信息	A
实验室检查	一般检验	HPV 核酸检测及分型人乳头瘤病毒	HPV83 型 –高危	\	\	检验信息	A
实验室检查	一般检验	Th1/Th2/Th17 细胞因子	γ 干扰素（IFN-γ）	\	pg/ml	检验信息	A
实验室检查	一般检验	Th1/Th2/Th17 细胞因子	白细胞介素 10（IL-10）	\	pg/ml	检验信息	A
实验室检查	一般检验	Th1/Th2/Th17 细胞因子	白细胞介素 17（IL-17）	\	pg/ml	检验信息	A
实验室检查	一般检验	Th1/Th2/Th17 细胞因子	白细胞介素 2（IL-2）	\	pg/ml	检验信息	A
实验室检查	一般检验	Th1/Th2/Th17 细胞因子	白细胞介素 4（IL-4）	\	pg/ml	检验信息	A

数据集名称	模块名称	子模块名称	数据元名称	值域	单位	数据来源	数据等级
实验室检查	一般检验	Th1/Th2/Th17 细胞因子	白细胞介素 6（IL-6）	\	pg/ml	检验信息	A
实验室检查	一般检验	Th1/Th2/Th17 细胞因子	肿瘤坏死因子（TNF）	\	pg/ml	检验信息	A
实验室检查	一般检验	T 细胞活化	CD3$^+$	\	%	检验信息	A
实验室检查	一般检验	T 细胞活化	CD3$^+$ CD69$^+$	\	\	检验信息	A
实验室检查	一般检验	血气分析和酸碱度测定	二氧化碳总量（T-CO$_2$）	\	mmol/L	检验信息	A
实验室检查	一般检验	血气分析和酸碱度测定	二氧化碳结合力（CO$_2$CP）	\	mmol/L	检验信息	A
实验室检查	一般检验	血气分析和酸碱度测定	二氧化碳分压（PCO$_2$）	\	kPa	检验信息	A
实验室检查	一般检验	血气分析和酸碱度测定	血氧含量（O$_2$CT）	\	mmol/L	检验信息	A
实验室检查	一般检验	血气分析和酸碱度测定	动脉血氧分压（PaO$_2$）	\	kPa	检验信息	A
实验室检查	一般检验	血气分析和酸碱度测定	50% 血氧饱和度时的氧分压（P50）	\	kPa	检验信息	A
实验室检查	一般检验	血气分析和酸碱度测定	动脉血氧饱和度（SaO$_2$ 或 SAT）	\	%	检验信息	A
实验室检查	一般检验	血气分析和酸碱度测定	动脉血二氧化碳分压（PaCO$_2$）	\	kPa	检验信息	A
实验室检查	一般检验	血气分析和酸碱度测定	血浆实际碳酸氢盐（AB 或 HCO$_3^-$）	\	mmol/L	检验信息	A
实验室检查	一般检验	血气分析和酸碱度测定	血浆标准碳酸氢盐（SB 或 ST）	\	mmol/L	检验信息	A

数据集名称	模块名称	子模块名称	数据元名称	值域	单位	数据来源	数据等级
实验室检查	一般检验	血气分析和酸碱度测定	阴离子间隙（AG）	\	mmol/L	检验信息	A
实验室检查	一般检验	血气分析和酸碱度测定	缓冲碱（BB）	\	mmol/L	检验信息	A
实验室检查	一般检验	血气分析和酸碱度测定	剩余碱（BE）	\	mmol/L	检验信息	A
实验室检查	一般检验	血气分析和酸碱度测定	肺泡–动脉血氧分压差（A-aDO$_2$）	\	kPa	检验信息	A
实验室检查	一般检验	血气分析和酸碱度测定	血液酸碱度（pH）	\	\	检验信息	A
实验室检查	一般检验	血气分析和酸碱度测定	血液一氧化碳（CO）定性检查	阴性，阳性	\	检验信息	A
辅助检查	心电图	心电图	心率	\	次/分	心电图	A
辅助检查	心电图	心电图	心房率	\	次/分	心电图	A
辅助检查	心电图	心电图	PR 间期	\	ms	心电图	A
辅助检查	心电图	心电图	QRS 持续时间	\	ms	心电图	A
辅助检查	心电图	心电图	QT 间期	\	ms	心电图	A
辅助检查	心电图	心电图	QTC	\	ms	心电图	A
辅助检查	心电图	心电图	P 电轴	\	°	心电图	A
辅助检查	心电图	心电图	R 电轴	\	°	心电图	A
辅助检查	心电图	心电图	T 电轴	\	°	心电图	A
辅助检查	心电图	心电图	RV$_5$ 导联的 R 波	\	mV	心电图	A
辅助检查	心电图	心电图	RV$_1$ 导联的 S 波	\	mV	心电图	A
辅助检查	心电图	心电图	诊断结论	\	\	心电图	A

数据集名称	模块名称	子模块名称	数据元名称	值域	单位	数据来源	数据等级
辅助检查	心电图	心电图	检查日期	\	年，月，日	心电图	A
辅助检查	肺功能检查	肺功能	潮气量（V_T）	\	ml	肺功能检查	A
辅助检查	肺功能检查	肺功能	补吸气量（IRV）	\	ml	肺功能检查	A
辅助检查	肺功能检查	肺功能	深吸气量（IC）	\	ml	肺功能检查	A
辅助检查	肺功能检查	肺功能	肺活量（VC）	\	ml	肺功能检查	A
辅助检查	肺功能检查	肺功能	肺总量（TLC）	\	ml	肺功能检查	A
辅助检查	肺功能检查	肺功能	用力肺活量（FVC）	\	ml	肺功能检查	A
辅助检查	肺功能检查	肺功能	一秒用力呼气容积（FEV_1）	\	ml	肺功能检查	A
辅助检查	肺功能检查	肺功能	一秒率（FEV_1/FVC）	\	%	肺功能检查	A
辅助检查	肺功能检查	肺功能	最大呼气中期流量（MMEF）	\	ml/s	肺功能检查	A
辅助检查	肺功能检查	肺功能	最高呼气流速变异率（PEFR）	\	%	肺功能检查	A
辅助检查	肺功能检查	支气管舒张试验	一秒用力呼气容积增加率	\	%	肺功能检查	A
辅助检查	肺功能检查	支气管激发试验	一秒用力呼气容积下降率	\	%	肺功能检查	A
辅助检查	肺功能检查	肺功能检查	检查日期	\	年，月，日	肺功能检查	A
辅助检查	超声心动图	主动脉内径	主动脉内径	\	mm	超声心动图	A
辅助检查	超声心动图	肺动脉内径	肺动脉内径	\	mm	超声心动图	A
辅助检查	超声心动图	二尖瓣瓣口面积	二尖瓣瓣口面积	\	cm^2	超声心动图	A
辅助检查	超声心动图	三尖瓣瓣口面积	三尖瓣瓣口面积	\	cm^2	超声心动图	A
辅助检查	超声心动图	超声心动图	左心室收缩功能（EF，左心室射血分数）	\	%	超声心动图	A
辅助检查	超声心动图	超声心动图	右心室收缩功能（TAPSE，三尖瓣环收缩期位移）	\	mm	超声心动图	A

数据集名称	模块名称	子模块名称	数据元名称	值域	单位	数据来源	数据等级
辅助检查	超声心动图	超声心动图	检查日期	\	年，月，日	超声心动图	A
辅助检查	颈部大血管彩超	颈部大血管彩超	颈动脉内径	\	mm	颈部大血管彩超	A
辅助检查	颈部大血管彩超	颈部大血管彩超	颈动脉内中膜厚度	\	mm	颈部大血管彩超	A
辅助检查	颈部大血管彩超	颈部大血管彩超	斑块大小	\	mm	颈部大血管彩超	A
辅助检查	颈部大血管彩超	颈部大血管彩超	检查日期	\	年，月，日	颈部大血管彩超	A

第四部分　专科辅助检查信息

模块名称	参考标准
专科辅助检查	《诊断学》，第9版，人民卫生出版社
	《内科学》，第9版，人民卫生出版社
	《外科学》，第9版，人民卫生出版社
	《耳鼻咽喉头颈外科学》，第9版，人民卫生出版社
	《医学影像学》，第9版，人民卫生出版社
	《医学影像诊断学》，第5版，人民卫生出版社
	中华人民共和国卫生行业标准 WS 445.12—2014 电子病历基本数据集　第4部分：检查检验记录

数据集名称	模块名称	子模块名称	数据元名称	值域	单位	数据来源	数据等级
辅助检查	CT/MR	颈部CT/MR	肿物	有，无	\	检查信息	A
辅助检查	CT/MR	颈部CT/MR	肿物大小（上下径 × 前后径 × 左右径）	\	mm^3	检查信息	A
辅助检查	CT/MR	颈部CT/MR	肿物位置	\	\	检查信息	A
辅助检查	CT/MR	颈部CT/MR	肿物强化	是，否	\	检查信息	A
辅助检查	CT/MR	颈部CT/MR	肿物强化均匀	是，否	\	检查信息	A
辅助检查	CT/MR	颈部CT/MR	声门旁间隙清晰	是，否	\	检查信息	A

数据集名称	模块名称	子模块名称	数据元名称	值域	单位	数据来源	数据等级
辅助检查	CT/MR	颈部 CT/MR	咽后间隙清晰	是，否	\	检查信息	A
辅助检查	CT/MR	颈部 CT/MR	咽旁间隙清晰	是，否	\	检查信息	A
辅助检查	CT/MR	颈部 CT/MR	喉旁间隙清晰	是，否	\	检查信息	A
辅助检查	CT/MR	颈部 CT/MR	甲状软骨结构破坏	是，否	\	检查信息	A
辅助检查	CT/MR	颈部 CT/MR	杓状软骨结构破坏	是，否	\	检查信息	A
辅助检查	CT/MR	颈部 CT/MR	环状软骨结构破坏	是，否	\	检查信息	A
辅助检查	CT/MR	颈部 CT/MR	甲状软骨侵透	是，否	\	检查信息	A
辅助检查	CT/MR	颈部 CT/MR	侵犯舌	是，否	\	检查信息	A
辅助检查	CT/MR	颈部 CT/MR	侵犯气管	是，否	\	检查信息	A
辅助检查	CT/MR	颈部 CT/MR	侵犯甲状腺	是，否	\	检查信息	A
辅助检查	CT/MR	颈部 CT/MR	侵犯食管	是，否	\	检查信息	A
辅助检查	CT/MR	颈部 CT/MR	侵犯椎前筋膜	是，否	\	检查信息	A
辅助检查	CT/MR	颈部 CT/MR	侵犯颈内静脉	是，否	\	检查信息	A
辅助检查	CT/MR	颈部 CT/MR	侵犯颈内动脉	是，否	\	检查信息	A
辅助检查	CT/MR	颈部 CT/MR	侵犯颈外动脉	是，否	\	检查信息	A
辅助检查	CT/MR	颈部 CT/MR	侵犯皮肤	是，否	\	检查信息	A
辅助检查	CT/MR	颈部 CT/MR	甲状腺形态	正常，异常	\	检查信息	A
辅助检查	CT/MR	颈部 CT/MR	甲状腺大小	正常，异常	\	检查信息	A
辅助检查	CT/MR	颈部 CT/MR	淋巴结肿大	是，否	\	检查信息	A
辅助检查	CT/MR	颈部 CT/MR	肿大淋巴结数量	\	个	检查信息	A
辅助检查	CT/MR	颈部 CT/MR	肿大淋巴结最大直径	\	mm	检查信息	A
辅助检查	CT/MR	颈部 CT/MR	肿大淋巴结所在颈部分区	\	\	检查信息	A

数据集名称	模块名称	子模块名称	数据元名称	值域	单位	数据来源	数据等级
辅助检查	CT/MR	颈部CT/MR	检查日期	\	年，月，日	检查信息	A
辅助检查	超声	颈部超声	甲状腺密度	正常，异常	\	检查信息	A
辅助检查	超声	颈部超声	甲状腺回声	正常，异常	\	检查信息	A
辅助检查	超声	颈部超声	淋巴结肿大	是，否	\	检查信息	A
辅助检查	超声	颈部超声	肿大淋巴结数量	\	个	检查信息	A
辅助检查	超声	颈部超声	肿大淋巴结最大直径	\	mm	检查信息	A
辅助检查	超声	颈部超声	肿大淋巴结所在颈部分区	\	\	检查信息	A
辅助检查	超声	颈部超声	检查日期	\	年，月，日	检查信息	A
辅助检查	PET/CT	PET/CT	远处异常高代谢灶	是，否	\	检查信息	A
辅助检查	PET/CT	PET/CT	远处转移	是，否	\	检查信息	A
辅助检查	PET/CT	PET/CT	转移部位	\	\	检查信息	A
辅助检查	PET/CT	PET/CT	检查日期	\	年，月，日	检查信息	A
辅助检查	喉镜	喉镜	进镜方式	经鼻，经口	\	检查信息	A
辅助检查	喉镜	喉镜	术前用药	\	\	检查信息	A
辅助检查	喉镜	喉镜	副作用	\	\	检查信息	A
辅助检查	喉镜	喉镜	鼻咽黏膜光滑	是，否	\	检查信息	A
辅助检查	喉镜	喉镜	双侧咽隐窝及圆枕对称	是，否	\	检查信息	A
辅助检查	喉镜	喉镜	鼻咽部新生物	有，无	\	检查信息	A
辅助检查	喉镜	喉镜	鼻咽部新生物情况	\	\	检查信息	A
辅助检查	喉镜	喉镜	口咽黏膜光滑	是，否	\	检查信息	A
辅助检查	喉镜	喉镜	舌根部淋巴结组织增生	是，否	\	检查信息	A
辅助检查	喉镜	喉镜	梨状窝积液	有，无	\	检查信息	A

数据集名称	模块名称	子模块名称	数据元名称	值域	单位	数据来源	数据等级
辅助检查	喉镜	喉镜	梨状窝双侧对称	是，否	\	检查信息	A
辅助检查	喉镜	喉镜	梨状窝新生物	有，无	\	检查信息	A
辅助检查	喉镜	喉镜	梨状窝新生物位置	左侧，右侧，双侧	\	检查信息	A
辅助检查	喉镜	喉镜	鼻咽黏膜情况	光滑，充血，水肿，增厚，溃疡	\	检查信息	A
辅助检查	喉镜	喉镜	口咽黏膜情况	光滑，充血，水肿，增厚，溃疡	\	检查信息	A
辅助检查	喉镜	喉镜	会厌黏膜情况	光滑，充血，水肿，增厚，溃疡	\	检查信息	A
辅助检查	喉镜	喉镜	室带黏膜情况	光滑，充血，水肿，增厚，溃疡	\	检查信息	A
辅助检查	喉镜	喉镜	声带黏膜情况	光滑，充血，水肿，增厚，溃疡	\	检查信息	A
辅助检查	喉镜	喉镜	声门下黏膜情况	光滑，充血，水肿，增厚，溃疡	\	检查信息	A
辅助检查	喉镜	喉镜	杓间区黏膜情况	光滑，充血，水肿，增厚，溃疡	\	检查信息	A
辅助检查	喉镜	喉镜	梨状窝黏膜情况	光滑，充血，水肿，增厚，溃疡	\	检查信息	A
辅助检查	喉镜	喉镜	环后区黏膜情况	光滑，红肿，增厚，溃疡	\	检查信息	A
辅助检查	喉镜	喉镜	环后区赘生物	有，无	\	检查信息	A
辅助检查	喉镜	喉镜	声带活动检查位置	左侧，右侧，双侧	\	检查信息	A
辅助检查	喉镜	喉镜	声带内收情况	正常，障碍	\	检查信息	A
辅助检查	喉镜	喉镜	声带外展情况	正常，障碍	\	检查信息	A
辅助检查	喉镜	喉镜	肿物数量	\	个	检查信息	A
辅助检查	喉镜	喉镜	肿物性质	\	\	检查信息	A
辅助检查	喉镜	喉镜	肿物大小	\	mm	检查信息	A
辅助检查	喉镜	喉镜	肿物表面情况	粗糙，光滑	\	检查信息	A
辅助检查	喉镜	喉镜	肿物质地	软，硬，韧	\	检查信息	A
辅助检查	喉镜	喉镜	肿物边界	清楚，不清	\	检查信息	A

数据集名称	模块名称	子模块名称	数据元名称	值域	单位	数据来源	数据等级
辅助检查	喉镜	喉镜	肿物出血	易出血，不易出血	\	检查信息	A
辅助检查	喉镜	喉镜	肿物溃疡	有，无	\	检查信息	A
辅助检查	喉镜	喉镜	肿物向周围浸润生长	有，无	\	检查信息	A
辅助检查	喉镜	喉镜	肿物送检	是，否	\	检查信息	A
辅助检查	喉镜	喉镜	喉肿物	有，无	\	检查信息	A
辅助检查	喉镜	喉镜	下咽肿物	有，无	\	检查信息	A
辅助检查	喉镜	喉镜	声带麻痹	是，否	\	检查信息	A
辅助检查	喉镜	喉镜	声带麻痹部位	单侧，双侧	\	检查信息	A
辅助检查	喉镜	喉镜	声带麻痹性质	不完全麻痹，完全麻痹	\	检查信息	A
辅助检查	喉镜	喉镜	咽喉炎	是，否	\	检查信息	A
辅助检查	喉镜	喉镜	双侧圆枕对称	是，否	\	检查信息	A
辅助检查	喉镜	喉镜	反流性咽喉炎	是，否	\	检查信息	A
辅助检查	喉镜	喉镜	检查日期	\	年，月，日	检查信息	A
辅助检查	喉镜	反流体征	假声带沟	0=无，2=存在	\	检查信息	A
辅助检查	喉镜	反流体征	喉室消失	0=无，2=部分，4=完全	\	检查信息	A
辅助检查	喉镜	反流体征	红斑/充血	0=无，2=局限于杓状软骨，4=弥漫	\	检查信息	A
辅助检查	喉镜	反流体征	声带水肿	0=无，1=轻度，2=中度，3=重度，4=任克间隙水肿	\	检查信息	
辅助检查	喉镜	反流体征	弥漫性喉水肿	0=无，1=轻度，2=中度，3=重度，4=堵塞	\	检查信息	A
辅助检查	喉镜	反流体征	后联合增生	0=无，1=轻度，2=中度，3=重度，4=堵塞	\	检查信息	A
辅助检查	喉镜	反流体征	肉芽肿	0=无，2=存在	\	检查信息	A

数据集名称	模块名称	子模块名称	数据元名称	值域	单位	数据来源	数据等级
辅助检查	喉镜	反流体征	喉内黏膜增生附着	0=无，2=存在	\	检查信息	A
辅助检查	喉镜	反流体征	反流体征总分	\	分	检查信息	A
辅助检查	病理	病理	下咽癌-组织学分级（G）-Gx	是，否	\	检查信息	A
辅助检查	病理	病理	下咽癌-组织学分级（G）-G1-高分化	是，否	\	检查信息	A
辅助检查	病理	病理	下咽癌-组织学分级（G）-G2-中分化	是，否	\	检查信息	A
辅助检查	病理	病理	下咽癌-组织学分级（G）-G3-低分化	是，否	\	检查信息	A
辅助检查	病理	病理	下咽癌-组织学分级（G）-G4-未分化	是，否	\	检查信息	A
辅助检查	病理	病理	喉癌-组织学分级（G）-Gx	是，否	\	检查信息	A
辅助检查	病理	病理	喉癌-组织学分级（G）-G1-高分化	是，否	\	检查信息	A
辅助检查	病理	病理	喉癌-组织学分级（G）-G2-中分化	是，否	\	检查信息	A
辅助检查	病理	病理	喉癌-组织学分级（G）-G3-低分化	是，否	\	检查信息	A
辅助检查	病理	病理	喉癌-组织学分级（G）-G4-未分化	是，否	\	检查信息	A
辅助检查	病理	病理	肿物部位	\	\	检查信息	A
辅助检查	病理	病理	肿物性质	良性，恶性	\	检查信息	A
辅助检查	病理	病理	肿瘤名称（病种诊断）	\	\	检查信息	A
辅助检查	病理	病理	鳞癌	是，否	\	检查信息	A
辅助检查	病理	病理	腺癌	是，否	\	检查信息	A
辅助检查	病理	病理	淋巴结见癌细胞	是，否	\	检查信息	A
辅助检查	病理	病理	边界见癌细胞	是，否	\	检查信息	A
辅助检查	病理	病理	不典型增生	轻度，中度，重度	\	检查信息	A
辅助检查	病理	病理	间质浸润	是，否，未能明确	\	检查信息	A
辅助检查	病理	病理	原位癌	是，否	\	检查信息	A

数据集名称	模块名称	子模块名称	数据元名称	值域	单位	数据来源	数据等级
辅助检查	病理	病理	原位癌累及腺体	是，否	\	检查信息	A
辅助检查	病理	病理	最大浸润深度	\	\	检查信息	A
辅助检查	病理	病理	淋巴结转移癌	左侧，右侧，双侧，否	\	检查信息	A
辅助检查	病理	病理	淋巴结检查数	\	个	检查信息	A
辅助检查	病理	病理	淋巴结阳性数	\	个	检查信息	A
辅助检查	病理	病理	转移淋巴结分区	\	\	检查信息	A
辅助检查	病理	病理	淋巴结结外侵犯	有，无	\	检查信息	A
辅助检查	病理	病理	切缘组织未见癌细胞	是，否	\	检查信息	A
辅助检查	病理	病理	癌组织侵犯周围组织	是，否	\	检查信息	A
辅助检查	病理	病理	声带黏膜慢性炎症	是，否	\	检查信息	A
辅助检查	病理	病理	声带息肉	左侧，右侧，双侧	\	检查信息	A
辅助检查	病理	病理	上皮角化过度	有，无	\	检查信息	A
辅助检查	病理	病理	上皮角化不全	有，无	\	检查信息	A
辅助检查	病理	病理	脉管内癌栓	有，无	\	检查信息	A
辅助检查	病理	病理	送检部位	\	\	检查信息	A
辅助检查	病理	病理	送检组织大小	\	mm	检查信息	A
辅助检查	病理	病理	免疫组化结果	\	\	检查信息	A
辅助检查	病理	病理	深切制片结果	\	\	检查信息	A
辅助检查	病理	病理	癌灶	有，无	\	检查信息	A
辅助检查	病理	病理	HPV 检测	阴性，阳性	\	检查信息	A
辅助检查	病理	病理	P16 检测	阴性，阳性	\	检查信息	A
辅助检查	病理	病理	PD-L1 检测	阴性，阳性	\	检查信息	A

数据集名称	模块名称	子模块名称	数据元名称	值域	单位	数据来源	数据等级
辅助检查	病理	病理	CPS 评分	\	分	检查信息	A
辅助检查	病理	病理	P53 检测	阴性，阳性	\	检查信息	A
辅助检查	病理	病理	EGFR 检测	阴性，阳性	\	检查信息	A

第五部分　结构化专科辅助检查信息

模块名称	参考标准
影像检查结构化数据元	National Comprehensive Cancer Network. Head and Neck Cancer（Version 2.2023）. AJCC Cancer Staging Manual，8th ed. New York：Springer，2017

数据集名称	模块名称	子模块名称	数据元名称	值域	单位	数据来源	数据等级
辅助检查	CT/MR/ 喉镜	CT/MR/ 喉镜	喉癌部位	声门上，声门，声门下	\	检查信息	A
辅助检查	CT/MR/ 喉镜	CT/MR/ 喉镜	肿瘤部位	声门上，声门，声门下，下咽	\	检查信息	A
辅助检查	CT/MR/ 喉镜	CT/MR/ 喉镜	肿瘤最大径	≤2cm，2cm＜肿瘤最大径≤4cm，＞4cm	\	检查信息	A
辅助检查	CT/MR/ 喉镜	CT/MR/ 喉镜	下咽癌亚区-梨状窝	是，否（受累）	\	检查信息	A
辅助检查	CT/MR/ 喉镜	CT/MR/ 喉镜	下咽癌亚区-环后区	是，否（受累）	\	检查信息	A
辅助检查	CT/MR/ 喉镜	CT/MR/ 喉镜	下咽癌亚区-咽后壁	是，否（受累）	\	检查信息	A
辅助检查	CT/MR/ 喉镜	CT/MR/ 喉镜	声门上亚区-会厌	是，否（受累）	\	检查信息	A
辅助检查	CT/MR/ 喉镜	CT/MR/ 喉镜	声门上亚区-杓会厌壁（喉面）	是，否（受累）	\	检查信息	A
辅助检查	CT/MR/ 喉镜	CT/MR/ 喉镜	声门上亚区-杓状软骨	是，否（受累）	\	检查信息	A
辅助检查	CT/MR/ 喉镜	CT/MR/ 喉镜	声门上亚区-舌骨下部会厌	是，否（受累）	\	检查信息	A
辅助检查	CT/MR/ 喉镜	CT/MR/ 喉镜	声门上亚区-室带	是，否（受累）	\	检查信息	A

数据集名称	模块名称	子模块名称	数据元名称	值域	单位	数据来源	数据等级
辅助检查	CT/MR/喉镜	CT/MR/喉镜	声门上区以外亚区	舌根，会厌谷，梨状窝内壁	\	检查信息	A
辅助检查	CT/MR/喉镜	CT/MR/喉镜	肿瘤侵袭个数	1个，1个以上	\	检查信息	A
辅助检查	CT/MR/喉镜	CT/MR/喉镜	肿瘤局限于喉内	是，否（受累）	\	检查信息	A
辅助检查	CT/MR/喉镜	CT/MR/喉镜	侵袭环后区	是，否	\	检查信息	A
辅助检查	CT/MR/喉镜	CT/MR/喉镜	声门型-前联合	是，否（受累）	\	检查信息	A
辅助检查	CT/MR/喉镜	CT/MR/喉镜	声门型-后联合	是，否（受累）	\	检查信息	A
辅助检查	CT/MR/喉镜	CT/MR/喉镜	侵袭声带的部位	一侧，两侧	\	检查信息	A
辅助检查	CT/MR/喉镜	CT/MR/喉镜	侵袭声带	是，否	\	检查信息	A
辅助检查	CT/MR/喉镜	CT/MR/喉镜	侵袭会厌前间隙	是，否	\	检查信息	A
辅助检查	CT/MR/喉镜	CT/MR/喉镜	侵袭声门旁间隙	是，否	\	检查信息	A
辅助检查	CT/MR/喉镜	CT/MR/喉镜	侵袭甲状软骨内板	是，否	\	检查信息	A
辅助检查	CT/MR/喉镜	CT/MR/喉镜	侵透甲状软骨	是，否	\	检查信息	A
辅助检查	CT/MR/喉镜	CT/MR/喉镜	侵袭气管	是，否	\	检查信息	A
辅助检查	CT/MR/喉镜	CT/MR/喉镜	侵袭颈部软组织	是，否	\	检查信息	A
辅助检查	CT/MR/喉镜	CT/MR/喉镜	侵袭带状肌	是，否	\	检查信息	A
辅助检查	CT/MR/喉镜	CT/MR/喉镜	侵袭甲状腺	是，否	\	检查信息	A
辅助检查	CT/MR/喉镜	CT/MR/喉镜	侵袭食管	是，否	\	检查信息	A
辅助检查	CT/MR/喉镜	CT/MR/喉镜	侵袭椎前间隙	是，否	\	检查信息	A
辅助检查	CT/MR/喉镜	CT/MR/喉镜	侵袭喉固定	是，否	\	检查信息	A
辅助检查	CT/MR/喉镜	CT/MR/喉镜	侵袭环状软骨	是，否	\	检查信息	A
辅助检查	CT/MR/喉镜	CT/MR/喉镜	侵袭舌骨	是，否	\	检查信息	A
辅助检查	CT/MR/喉镜	CT/MR/喉镜	包绕颈总动脉	是，否	\	检查信息	A
辅助检查	CT/MR/喉镜	CT/MR/喉镜	声带活动	正常，受限，固定	\	检查信息	A

数据集名称	模块名称	子模块名称	数据元名称	值域	单位	数据来源	数据等级
辅助检查	CT/MR/喉镜	CT/MR/喉镜	侵袭纵隔结构	是，否	\	检查信息	A
辅助检查	CT/MR/喉镜	CT/MR/喉镜	侵袭声门下腔	是，否	\	检查信息	A
辅助检查	CT/MR/喉镜	CT/MR/喉镜	侵袭声门上区	是，否	\	检查信息	A
辅助检查	CT/MR/超声	CT/MR/超声	喉癌-预后分期分组	0期，Ⅰ期，Ⅱ期，Ⅲ期，ⅣA期，ⅣB期，ⅣC期	\	检查信息	A
辅助检查	CT/MR/超声	CT/MR/超声	淋巴结转移	有，无	\	检查信息	A
辅助检查	CT/MR/超声	CT/MR/超声	淋巴结转移数量	单个，多个	\	检查信息	A
辅助检查	CT/MR/超声	CT/MR/超声	淋巴结直径	≤3cm，3cm<最大径≤6cm，>6cm	\	检查信息	A
辅助检查	CT/MR	CT/MR	淋巴结转移位置	左侧，右侧，双侧	\	检查信息	A
辅助检查	CT/MR	CT/MR	肿瘤侵犯情况（鼻腔）	无累及，突入后鼻孔（左），突入后鼻孔（右），后鼻孔明显受侵（左），后鼻孔明显受侵（右）	\	检查信息	A
辅助检查	CT/MR	CT/MR	肿瘤侵犯情况（口咽）	无累及，侵犯侧壁（左），侵犯侧壁（右），侵犯软腭（左），侵犯软腭（右）	\	检查信息	A
辅助检查	CT/MR	CT/MR	肿瘤侵犯情况（咽旁）	无累及，侵及茎突前（左），侵及茎突前（右），侵及茎突后（左），侵及茎突后（右），侵及颈鞘（左），侵及颈鞘（右）	\	检查信息	A
辅助检查	CT/MR	CT/MR	肿瘤侵犯情况（头长肌）	无受侵，同侧受侵，对侧受侵，筋膜受侵（左），筋膜受侵（右），肌肉受侵（左），肌肉受侵（右）	\	检查信息	A
辅助检查	CT/MR	CT/MR	肿瘤侵犯情况（翼肌）	无受侵，翼内肌受侵（左），翼内肌受侵（右），翼肌间隙受侵（左），翼肌间隙受侵（右），翼外肌受侵（左），翼外肌受侵（右）	\	检查信息	A
辅助检查	CT/MR	CT/MR	肿瘤侵犯情况（翼板）	无受侵，翼内板受侵（左），翼内板受侵（右），翼外板受侵（左），翼外板受侵（右）	\	检查信息	A

数据集名称	模块名称	子模块名称	数据元名称	值域	单位	数据来源	数据等级
辅助检查	CT/MR	CT/MR	肿瘤侵犯情况（翼腭窝）	无，有（左），有（右）	\	检查信息	A
辅助检查	CT/MR	CT/MR	肿瘤侵犯情况（脑神经）	无，有（左），有（右）	\	检查信息	A
辅助检查	CT/MR	CT/MR	肿瘤侵犯情况（颅底骨）	无，皮质（左），皮质（右），髓质（左），髓质（右），岩骨（左），岩骨（右）	\	检查信息	A
辅助检查	CT/MR	CT/MR	肿瘤侵犯情况（颞下窝）	无，受侵（左），受侵（右）	\	检查信息	A
辅助检查	CT/MR	CT/MR	肿瘤侵犯情况（颅底通路）	无，卵圆孔（左），卵圆孔（右），破裂孔（左），破裂孔（右），圆孔（左），圆孔（右），颈静脉孔（左），颈静脉孔（右），舌下神经孔（左），舌下神经孔（右）	\	检查信息	A
辅助检查	CT/MR	CT/MR	肿瘤侵犯情况（斜坡）	无，蝶骨体咽腔侧皮质，蝶骨体髓质，蝶骨体颅腔侧皮质，枕骨体咽腔侧皮质，枕骨体髓质，枕骨体颅腔侧皮质，枕骨髁咽腔侧皮质，枕骨髁髓质，枕骨髁颅腔内皮质，枕骨大孔前缘咽腔侧皮质，枕骨大孔髓质，枕骨大孔颅腔侧皮质	\	检查信息	A
辅助检查	CT/MR	CT/MR	肿瘤侵犯情况（颅内结构）	无，海绵窦（左），海绵窦（右），硬脑膜（左），硬脑膜（右），颅内硬膜外（左），颅内硬膜外（右），脑组织（左），脑组织（右）	\	检查信息	A
辅助检查	CT/MR	CT/MR	肿瘤侵犯情况（椎前）	无，椎前筋膜，椎前间隙	\	检查信息	A
辅助检查	CT/MR	CT/MR	肿瘤侵犯情况（椎体）	无，C_1椎体受侵，C_2椎体受侵，C_1椎管内受侵，C_2椎管内受侵，脊髓受侵	\	检查信息	A
辅助检查	CT/MR	CT/MR	肿瘤侵犯情况（上颌窦）	无，上颌窦骨质受侵（左），上颌窦骨质受侵（右），上颌窦窦腔受侵（左），上颌窦窦腔受侵（右）	\	检查信息	A

数据集名称	模块名称	子模块名称	数据元名称	值域	单位	数据来源	数据等级
辅助检查	CT/MR	CT/MR	肿瘤侵犯情况（蝶窦）	无，蝶窦底受侵（左），蝶窦底受侵（右），蝶窦内受侵（左），蝶窦内受侵（右）	\	检查信息	A
辅助检查	CT/MR	CT/MR	肿瘤侵犯情况（筛窦）	无，蝶筛隐窝受侵（左），蝶筛隐窝受侵（右），筛窦内受侵（左），筛窦内受侵（右）	\	检查信息	A
辅助检查	CT/MR	CT/MR	肿瘤侵犯情况（额窦）	无，额窦骨质受侵，额窦窦腔受侵	\	检查信息	A
辅助检查	CT/MR	CT/MR	肿瘤侵犯情况（眼眶）	无，眶壁（左），眶壁（右），眶内（左），眶内（右），视神经孔（左），视神经孔（右），视神经（左），视神经（右）	\	检查信息	A
辅助检查	CT/MR	CT/MR	肿瘤侵犯情况（下咽）	无，有	\	检查信息	A
辅助检查	CT/MR	CT/MR	肿瘤侵犯情况（鼻前庭）	无，有（左），有（右）	\	检查信息	A

第六部分 治疗信息

模块名称	参考标准
医嘱信息	《内科学》，第 9 版，人民卫生出版社 中华人民共和国卫生行业标准 WS 445.12—2014 电子病历基本数据集　第 13 部分：住院病程记录 中华人民共和国卫生行业标准 WS 445.12—2014 电子病历基本数据集　第 14 部分：医嘱信息 《国家基本药物目录》2018 版 世界卫生组织（WHO）化疗常见不良反应的分级标准

数据集名称	模块名称	子模块名称	数据元名称	值域	单位	数据来源	数据等级
医嘱信息	医嘱信息	医嘱	护理等级	一级，二级，三级	\	医嘱信息	A
医嘱信息	医嘱信息	糖皮质激素	糖皮质激素	氢化可的松、泼尼松、甲泼尼龙、地塞米松，其他	\	医嘱信息	A
医嘱信息	医嘱信息	抗生素	β- 内酰胺类抗生素	青霉素	\	医嘱信息	A
医嘱信息	医嘱信息	抗生素	耐酶青霉素	苯唑西林钠，氯唑西林，双氯西林，其他	\	医嘱信息	A
医嘱信息	医嘱信息	抗生素	广谱青霉素	氨苄西林，阿莫西林，匹氨西林，哌拉西林，其他	\	医嘱信息	A
医嘱信息	医嘱信息	抗生素	抗铜绿假单胞菌广谱青霉素	羧苄西林，磺苄西林，替卡西林，其他	\	医嘱信息	A

数据集名称	模块名称	子模块名称	数据元名称	值域	单位	数据来源	数据等级
医嘱信息	医嘱信息	抗生素	头孢菌素类（一代头孢）	头孢氨苄，头孢唑林，头孢拉定，其他	\	医嘱信息	A
医嘱信息	医嘱信息	抗生素	头孢菌素类（二代头孢）	头孢克洛，头孢呋辛钠，头孢孟多，其他	\	医嘱信息	A
医嘱信息	医嘱信息	抗生素	头孢菌素类（三代头孢）	头孢噻肟，头孢曲松，头孢哌酮，头孢他啶，其他	\	医嘱信息	A
医嘱信息	医嘱信息	抗生素	头孢菌素类（四代头孢）	头孢吡肟，头孢克定，头孢匹罗，其他	\	医嘱信息	A
医嘱信息	医嘱信息	抗生素	非典型 β- 内酰胺类抗生素	头孢美唑，头孢替坦，亚胺培南，美罗培南，其他	\	医嘱信息	A
医嘱信息	医嘱信息	抗生素	氨基糖苷类抗生素	链霉素，妥布霉素，其他	\	医嘱信息	A
医嘱信息	医嘱信息	抗生素	大环内酯类抗生素	克林霉素，阿奇霉素，其他	\	医嘱信息	A
医嘱信息	医嘱信息	抗生素	四环素类抗生素	四环素，多西环素，其他	\	医嘱信息	A
医嘱信息	医嘱信息	抗生素	氯霉素类抗生素	氯霉素，甲砜霉素，其他	\	医嘱信息	A
医嘱信息	医嘱信息	抗生素	林可酰胺类抗生素	林可霉素，克林霉素，其他	\	医嘱信息	A
医嘱信息	医嘱信息	抗生素	喹诺酮类抗生素	氧氟沙星，莫西沙星，其他	\	医嘱信息	A
医嘱信息	医嘱信息	抗生素	磺胺类抗生素	磺胺嘧啶，复方磺胺甲噁唑，磺胺甲噁唑，其他	\	医嘱信息	A
医嘱信息	医嘱信息	抗生素	糖肽类抗生素	万古霉素，去甲万古霉素，替考拉宁，其他	\	医嘱信息	A
医嘱信息	医嘱信息	抗生素	硝基咪唑类抗生素	甲硝唑，替硝唑，其他	\	医嘱信息	A
医嘱信息	医嘱信息	抗病毒药物	恩替卡韦	是，否	\	医嘱信息	A
医嘱信息	医嘱信息	抗病毒药物	利巴韦林	是，否	\	医嘱信息	A

数据集名称	模块名称	子模块名称	数据元名称	值域	单位	数据来源	数据等级
医嘱信息	医嘱信息	化疗药物	顺铂	是，否	\	医嘱信息	A
医嘱信息	医嘱信息	化疗药物	奈达铂	是，否	\	医嘱信息	A
医嘱信息	医嘱信息	化疗药物	氟尿嘧啶	是，否	\	医嘱信息	A
医嘱信息	医嘱信息	化疗药物	多西他赛	是，否	\	医嘱信息	A
医嘱信息	医嘱信息	化疗药物	白蛋白紫杉醇	是，否	\	医嘱信息	A
医嘱信息	医嘱信息	化疗药物	紫杉醇	是，否	\	医嘱信息	A
医嘱信息	医嘱信息	抗凝药物	普通肝素	是，否	\	医嘱信息	A
医嘱信息	医嘱信息	抗凝药物	低分子量肝素	是，否	\	医嘱信息	A
医嘱信息	医嘱信息	抗凝药物	华法林	是，否	\	医嘱信息	A
医嘱信息	医嘱信息	抗凝药物	氯吡格雷	是，否	\	医嘱信息	A
医嘱信息	医嘱信息	免疫药物	帕博丽珠单抗	是，否	\	医嘱信息	A
医嘱信息	医嘱信息	免疫药物	纳武利尤单抗	是，否	\	医嘱信息	A
医嘱信息	医嘱信息	免疫药物	国产抗 PD-1 抗体	是，否	\	医嘱信息	A
医嘱信息	医嘱信息	靶向药物	西妥昔单抗	是，否	\	医嘱信息	A
医嘱信息	医嘱信息	靶向药物	安罗替尼	是，否	\	医嘱信息	A
医嘱信息	医嘱信息	医嘱	耳鼻咽喉科护理常规	是，否	\	医嘱信息	B
医嘱信息	医嘱信息	医嘱	全身麻醉术后常规护理	是，否	\	医嘱信息	B
医嘱信息	医嘱信息	医嘱	流质饮食	是，否	\	医嘱信息	A
医嘱信息	医嘱信息	医嘱	术前医嘱	\	\	医嘱信息	B
医嘱信息	医嘱信息	医嘱	术前禁食水	是，否	\	医嘱信息	B
医嘱信息	医嘱信息	医嘱	术前准备	\	\	医嘱信息	B
医嘱信息	医嘱信息	医嘱	心电监护	是，否	\	医嘱信息	A

数据集名称	模块名称	子模块名称	数据元名称	值域	单位	数据来源	数据等级
医嘱信息	医嘱信息	医嘱	吸氧	是，否	\	医嘱信息	A
医嘱信息	医嘱信息	医嘱	口腔护理	是，否	\	医嘱信息	B
医嘱信息	医嘱信息	医嘱	漱口	是，否	\	医嘱信息	B
医嘱信息	医嘱信息	医嘱	鼻饲	是，否	\	医嘱信息	A
医嘱信息	医嘱信息	医嘱	鼻腔冲洗	是，否	\	医嘱信息	A
医嘱信息	医嘱信息	医嘱	试吃	是，否	\	医嘱信息	A
医嘱信息	医嘱信息	医嘱	调强适形放射治疗（IMRT）	是，否	\	医嘱信息	A
医嘱信息	医嘱信息	医嘱	质子束治疗（PBT）	是，否	\	医嘱信息	A
医嘱信息	医嘱信息	医嘱	姑息性三维适形放疗、IMRT 和立体定向放疗（SBRT）	是，否	\	医嘱信息	A
医嘱信息	医嘱信息	医嘱	使用三维适形放疗、SBRT、PBT 或 IMRT 等技术的再放疗	是，否	\	医嘱信息	A
医嘱信息	医嘱信息	医嘱	时间和剂量分割方式	\	\	医嘱信息	A
手术记录	手术记录	手术记录	术前诊断	\	\	手术记录	A
手术记录	手术记录	手术记录	术前临床分期 -T	\	\	手术记录	A
手术记录	手术记录	手术记录	术前临床分期 -N	\	\	手术记录	A
手术记录	手术记录	手术记录	术前临床分期 -M	\	\	手术记录	A
手术记录	手术记录	手术记录	术前新辅助化疗	是，否	\	手术记录	A
手术记录	手术记录	手术记录	术前放疗	是，否	\	手术记录	A
手术记录	手术记录	手术记录	麻醉方法	\	\	手术记录	A
手术记录	手术记录	手术记录	手术开始时间	\	年，月，日，时，分，秒	手术记录	A
手术记录	手术记录	手术记录	手术结束时间	\	年，月，日，时，分，秒	手术记录	A

数据集名称	模块名称	子模块名称	数据元名称	值域	单位	数据来源	数据等级
手术记录	手术记录	手术记录	应用支撑喉镜	是，否	\	手术记录	A
手术记录	手术记录	手术记录	支撑喉镜下采用 CO_2 激光	是，否	\	手术记录	A
手术记录	手术记录	手术记录	支撑喉镜下采用等离子	是，否	\	手术记录	A
手术记录	手术记录	手术记录	支撑喉镜下行室带切除	是，否	\	手术记录	A
手术记录	手术记录	手术记录	支撑喉镜下行会厌切除	是，否	\	手术记录	A
手术记录	手术记录	手术记录	支撑喉镜下行前联合切除	是，否	\	手术记录	A
手术记录	手术记录	手术记录	支撑喉镜下切除深度	\	\	手术记录	A
手术记录	手术记录	手术记录	支撑喉镜下采用电凝	是，否	\	手术记录	A
手术记录	手术记录	手术记录	全喉切除术	是，否	\	手术记录	A
手术记录	手术记录	手术记录	喉部分切除术	是，否	\	手术记录	A
手术记录	手术记录	手术记录	垂直半喉切除术	是，否	\	手术记录	A
手术记录	手术记录	手术记录	额侧喉部分切除术	是，否	\	手术记录	A
手术记录	手术记录	手术记录	环上喉部分切除术	是，否	\	手术记录	A
手术记录	手术记录	手术记录	改良环上喉部分切除术	是，否	\	手术记录	A
手术记录	手术记录	手术记录	肿大淋巴结的位置	Ⅰ区，Ⅱ区，Ⅲ区，Ⅳ区，Ⅴ区，Ⅵ区	\	手术记录	A
手术记录	手术记录	手术记录	最大淋巴结的区域	\	\	手术记录	A
手术记录	手术记录	手术记录	最大淋巴结的大小	\	mm	手术记录	A
手术记录	手术记录	手术记录	淋巴结的质地	\	\	手术记录	A
手术记录	手术记录	手术记录	淋巴结与周围组织关系	\	\	手术记录	A
手术记录	手术记录	手术记录	淋巴结边界情况	\	\	手术记录	A
手术记录	手术记录	手术记录	术中出现淋巴漏	是，否	\	手术记录	A
手术记录	手术记录	手术记录	胸导管结扎	是，否	\	手术记录	A

数据集名称	模块名称	子模块名称	数据元名称	值域	单位	数据来源	数据等级
手术记录	手术记录	手术记录	胸导管结扎处理后是否可见溢液	是，否	\	手术记录	A
手术记录	手术记录	手术记录	肿瘤部位	\	\	手术记录	A
手术记录	手术记录	手术记录	肿瘤大小	\	mm	手术记录	A
手术记录	手术记录	手术记录	肿瘤与周围组织关系	\	\	手术记录	A
手术记录	手术记录	手术记录	切除部分/切除范围	\	\	手术记录	A
手术记录	手术记录	手术记录	大体肿瘤范围	\	\	手术记录	A
手术记录	手术记录	手术记录	肿瘤边界与切缘关系	\		手术记录	A
手术记录	手术记录	手术记录	活动性出血	是，否		手术记录	A
手术记录	手术记录	手术记录	淋巴结清扫范围	\	\	手术记录	A
手术记录	手术记录	手术记录	进入咽腔部位	\	\	手术记录	A
手术记录	手术记录	手术记录	肿瘤累及声门下范围	\	\	手术记录	A
手术记录	手术记录	手术记录	重建下咽方法	\	\	手术记录	A
手术记录	手术记录	手术记录	切除舌骨	是，否	\	手术记录	A
手术记录	手术记录	手术记录	切除舌骨范围	部分舌骨，全部舌骨	\	手术记录	A
手术记录	手术记录	手术记录	离断甲状软骨部位	\	\	手术记录	A
手术记录	手术记录	手术记录	肿瘤切除边界	\	\	手术记录	A
手术记录	手术记录	手术记录	重建喉入口方式	\	\	手术记录	A
手术记录	手术记录	手术记录	重建喉腔方式	\	\	手术记录	A
手术记录	手术记录	手术记录	甲状腺部分切除术	是，否	\	手术记录	A
手术记录	手术记录	手术记录	甲状腺全切术	是，否	\	手术记录	A
手术记录	手术记录	手术记录	肿瘤切缘	阴性，阳性	\	手术记录	A
手术记录	手术记录	手术记录	植入组织补片	是，否	\	手术记录	A

数据集名称	模块名称	子模块名称	数据元名称	值域	单位	数据来源	数据等级
手术记录	手术记录	手术记录	副神经暴露	是，否	\	手术记录	A
手术记录	手术记录	手术记录	副神经损伤	是，否	\	手术记录	A
手术记录	手术记录	手术记录	颈动脉暴露	是，否	\	手术记录	A
手术记录	手术记录	手术记录	颈动脉损伤	是，否	\	手术记录	A
手术记录	手术记录	手术记录	颈静脉暴露	是，否	\	手术记录	A
手术记录	手术记录	手术记录	颈静脉损伤	是，否	\	手术记录	A
手术记录	手术记录	手术记录	颈静脉结扎	是，否	\	手术记录	A
手术记录	手术记录	手术记录	室带切除	是，否	\	手术记录	A
手术记录	手术记录	手术记录	会厌切除	是，否	\	手术记录	A
手术记录	手术记录	手术记录	术中特殊器材 / 用药	纳米碳，人工生物膜，支架	\	手术记录	A
手术记录	手术记录	手术记录	皮瓣移植	有，无	\	手术记录	A
手术记录	手术记录	手术记录	皮瓣来源	\	\	手术记录	A
手术记录	手术记录	手术记录	游离皮瓣	是，否	\	手术记录	A
手术记录	手术记录	手术记录	吻合血管情况	\	\	手术记录	A
手术记录	手术记录	手术记录	术后使用抗生素	是，否	\	手术记录	A
手术记录	手术记录	手术记录	使用的抗生素名称	\	\	手术记录	A
手术记录	手术记录	手术记录	伤口情况	\	\	手术记录	A
手术记录	手术记录	手术记录	伤口分泌物	有，无	\	手术记录	A
手术记录	手术记录	手术记录	伤口分泌物性状	\	\	手术记录	A
手术记录	手术记录	手术记录	出血	\	ml	手术记录	A
手术记录	手术记录	手术记录	感染	是，否	\	手术记录	A
手术记录	手术记录	手术记录	气管造口	是，否	\	手术记录	A
手术记录	手术记录	手术记录	气管切开	是，否	\	手术记录	A
手术记录	手术记录	手术记录	术中诊断	\	\	手术记录	A

数据集名称	模块名称	子模块名称	数据元名称	值域	单位	数据来源	数据等级
手术记录	手术记录	手术记录	肿瘤来源	原发，术后复发，残留	\	手术记录	A
手术记录	手术记录	手术记录	手术风险分级（NNIS）	\	\	手术记录	A
手术记录	手术记录	手术记录	输液总量	\	ml	手术记录	A
手术记录	手术记录	手术记录	输入血浆	\	ml	手术记录	A
手术记录	手术记录	手术记录	输入红细胞	\	ml	手术记录	A
手术记录	手术记录	手术记录	输入白蛋白	\	ml	手术记录	A
手术记录	手术记录	手术记录	切口情况	经口，颈部切口，其他切口	\	手术记录	A
手术记录	手术记录	手术记录	术前30分钟预防性使用抗生素	是，否	\	手术记录	A
手术记录	手术记录	手术记录	手术方式	开放手术，支撑喉内镜手术，支撑喉内镜中转开放，支撑喉内镜联合开放手术，支撑喉内镜联合内镜辅助下颈部淋巴结清扫	\	手术记录	A
手术记录	手术记录	手术记录	辅助器械设备	CO_2激光，低温等离子，超声刀，其他	\	手术记录	A
手术记录	手术记录	手术记录	手术性质	\	\	手术记录	A
手术记录	手术记录	手术记录	肿瘤侵犯部位	\	\	手术记录	A
手术记录	手术记录	手术记录	肿瘤肉眼分型	肿块型，溃疡型，浸润型，混合型	\	手术记录	A
手术记录	手术记录	手术记录	最近切缘距肉眼肿瘤	\	cm	手术记录	A
手术记录	手术记录	手术记录	最远切缘距肉眼肿瘤	\	cm	手术记录	A
手术记录	手术记录	手术记录	下咽修复方式	局部下咽组织瓣，异体组织补片，残喉代下咽，带蒂组织瓣，游离组织瓣，其他	\	手术记录	A

数据集名称	模块名称	子模块名称	数据元名称	值域	单位	数据来源	数据等级
手术记录	手术记录	手术记录	食管修复方式	\	\	手术记录	A
手术记录	手术记录	手术记录	术后镇痛	是，否	\	手术记录	A
手术记录	手术记录	手术记录	术后镇痛方式	静脉镇痛，神经阻滞，其他	\	手术记录	A
手术记录	手术记录	手术记录	术后镇痛用药名称	\	\	手术记录	A
手术记录	手术记录	手术记录	放置引流管	是，否	\	手术记录	A
手术记录	手术记录	手术记录	引流管条数	\	条	手术记录	A
手术记录	手术记录	手术记录	引流管类型	玫瑰引流管，脑室引流管	\	手术记录	A
手术记录	手术记录	手术记录	引流管型号	\	\	手术记录	A
手术记录	手术记录	手术记录	引流部位	左侧颈淋巴结清扫区，右侧颈淋巴结清扫区，颈部皮下，气管隆嵴上方，其他	\	手术记录	A
住院病程	住院病程	住院病程	皮疹	有，无	\	病程记录	B
住院病程	住院病程	住院病程	急性放射损伤分级	0级，1级，2级，3级，4级	\	病程记录	B
住院病程	住院病程	住院病程	骨髓抑制	有，无	\	病程记录	A
住院病程	住院病程	住院病程	白细胞减少	是，否	\	病程记录	A
住院病程	住院病程	住院病程	中性粒细胞减少	是，否	\	病程记录	A
住院病程	住院病程	住院病程	发热性中性粒细胞减少	是，否	\	病程记录	A
住院病程	住院病程	住院病程	贫血	是，否	\	病程记录	A
住院病程	住院病程	住院病程	血小板降低	是，否	\	病程记录	A
住院病程	住院病程	住院病程	恶心	是，否	\	病程记录	A
住院病程	住院病程	住院病程	呕吐	是，否	\	病程记录	A
住院病程	住院病程	住院病程	脱发	是，否	\	病程记录	A

数据集名称	模块名称	子模块名称	数据元名称	值域	单位	数据来源	数据等级
住院病程	住院病程	住院病程	食欲缺乏	是，否	\	病程记录	A
住院病程	住院病程	住院病程	口腔溃疡	是，否	\	病程记录	A
住院病程	住院病程	住院病程	腹泻	是，否	\	病程记录	A
住院病程	住院病程	住院病程	便秘	是，否	\	病程记录	A
住院病程	住院病程	住院病程	胃肠道反应	是，否	\	病程记录	A
住院病程	住院病程	住院病程	过敏反应	是，否	\	病程记录	A
住院病程	住院病程	住院病程	手足综合征	是，否	\	病程记录	A
住院病程	住院病程	住院病程	肝功能异常	是，否	\	病程记录	A
住院病程	住院病程	住院病程	肝损伤	是，否	\	病程记录	A
住院病程	住院病程	住院病程	氨基转移酶升高	是，否	\	病程记录	A
住院病程	住院病程	住院病程	胆红素升高	是，否	\	病程记录	A
住院病程	住院病程	住院病程	感觉异常	是，否	\	病程记录	A
住院病程	住院病程	住院病程	乏力	是，否	\	病程记录	A
住院病程	住院病程	住院病程	肾功能异常	是，否	\	病程记录	A
住院病程	住院病程	住院病程	吞咽困难	是，否	\	病程记录	A
住院病程	住院病程	住院病程	严重并发症	是，否	\	病程记录	A
住院病程	住院病程	住院病程	严重误吸	是，否	\	病程记录	A
住院病程	住院病程	住院病程	预期吞咽障碍	是，否	\	病程记录	A
住院病程	住院病程	住院病程	牙科评估	\	\	病程记录	B
住院病程	住院病程	住院病程	行语言/听力和吞咽评估及康复	是，否	\	病程记录	A
住院病程	住院病程	住院病程	行营养评估和康复直至营养状况稳定	是，否	\	病程记录	A
住院病程	住院病程	住院病程	持续评估抑郁情况	\	\	病程记录	A

数据集名称	模块名称	子模块名称	数据元名称	值域	单位	数据来源	数据等级
住院病程	住院病程	住院病程	行戒烟和戒酒咨询	是，否	\	病程记录	A
住院病程	住院病程	住院病程	低钠血症	是，否	\	病程记录	A
住院病程	住院病程	住院病程	白细胞减少症	是，否	\	病程记录	A
住院病程	住院病程	住院病程	中性粒细胞减少症	是，否	\	病程记录	A
住院病程	住院病程	住院病程	淋巴细胞减少症	是，否	\	病程记录	A
住院病程	住院病程	住院病程	白细胞减少程度	0级，1级，2级，3级，4级	\	病程记录	A
住院病程	住院病程	住院病程	白细胞减少最严重反应发生日期	\	年，月，日	病程记录	A
住院病程	住院病程	住院病程	血小板减少程度	0级，1级，2级，3级，4级	\	病程记录	A
住院病程	住院病程	住院病程	血小板减少最严重反应发生日期	\	年，月，日	病程记录	A
住院病程	住院病程	住院病程	血红蛋白减少程度	0级，1级，2级，3级，4级	\	病程记录	A
住院病程	住院病程	住院病程	血红蛋白减少最严重反应发生日期	\	年，月，日	病程记录	A
住院病程	住院病程	住院病程	粒细胞减少程度	0级，1级，2级，3级，4级	\	病程记录	A
住院病程	住院病程	住院病程	粒细胞减少最严重反应发生日期	\	年，月，日	病程记录	A
住院病程	住院病程	住院病程	出血程度	0级，1级，2级，3级，4级	\	病程记录	A
住院病程	住院病程	住院病程	出血最严重反应发生日期	\	年，月，日	病程记录	A
住院病程	住院病程	住院病程	感染程度	0级，1级，2级，3级，4级	\	病程记录	A
住院病程	住院病程	住院病程	感染最严重反应发生日期	\	年，月，日	病程记录	A
住院病程	住院病程	住院病程	非感染性发热程度	0级，1级，2级，3级，4级	\	病程记录	A
住院病程	住院病程	住院病程	非感染性发热最严重反应发生日期	\	年，月，日	病程记录	A
住院病程	住院病程	住院病程	恶心程度	0级，1级，2级，3级，4级	\	病程记录	A
住院病程	住院病程	住院病程	恶心最严重反应发生日期	\	年，月，日	病程记录	A
住院病程	住院病程	住院病程	呕吐（/24h）程度	0级，1级，2级，3级，4级	\	病程记录	A

数据集名称	模块名称	子模块名称	数据元名称	值域	单位	数据来源	数据等级
住院病程	住院病程	住院病程	呕吐（/24h）最严重反应发生日期	\	年, 月, 日	病程记录	A
住院病程	住院病程	住院病程	腹泻程度	0级, 1级, 2级, 3级, 4级	\	病程记录	A
住院病程	住院病程	住院病程	腹泻最严重反应发生日期	\	年, 月, 日	病程记录	A
住院病程	住院病程	住院病程	胆红素升高程度	0级, 1级, 2级, 3级, 4级	\	病程记录	A
住院病程	住院病程	住院病程	胆红素升高最严重反应发生日期	\	年, 月, 日	病程记录	A
住院病程	住院病程	住院病程	氨基转移酶升高程度	0级, 1级, 2级, 3级, 4级	\	病程记录	A
住院病程	住院病程	住院病程	氨基转移酶升高最严重反应发生日期	\	年, 月, 日	病程记录	A
住院病程	住院病程	住院病程	肝昏迷程度	0级, 1级, 2级, 3级, 4级	\	病程记录	A
住院病程	住院病程	住院病程	肝昏迷最严重反应发生日期	\	年, 月, 日	病程记录	A
住院病程	住院病程	住院病程	肌酐升高程度	0级, 1级, 2级, 3级, 4级	\	病程记录	A
住院病程	住院病程	住院病程	肌酐升高最严重反应发生日期	\	年, 月, 日	病程记录	A
住院病程	住院病程	住院病程	蛋白尿程度	0级, 1级, 2级, 3级, 4级	\	病程记录	A
住院病程	住院病程	住院病程	蛋白尿最严重反应发生日期	\	年, 月, 日	病程记录	A
住院病程	住院病程	住院病程	血尿程度	0级, 1级, 2级, 3级, 4级	\	病程记录	A
住院病程	住院病程	住院病程	血尿最严重反应发生日期	\	年, 月, 日	病程记录	A
住院病程	住院病程	住院病程	心律失常程度	0级, 1级, 2级, 3级, 4级	\	病程记录	A
住院病程	住院病程	住院病程	心律失常最严重反应发生日期	\	年, 月, 日	病程记录	A
住院病程	住院病程	住院病程	心力衰竭程度	0级, 1级, 2级, 3级, 4级	\	病程记录	A
住院病程	住院病程	住院病程	心力衰竭最严重反应发生日期	\	年, 月, 日	病程记录	A
住院病程	住院病程	住院病程	心肌缺血或心肌梗死程度	0级, 1级, 2级, 3级, 4级	\	病程记录	A
住院病程	住院病程	住院病程	心肌缺血或心肌梗死最严重反应发生日期	\	年, 月, 日	病程记录	A
住院病程	住院病程	住院病程	高血压程度	0级, 1级, 2级, 3级, 4级	\	病程记录	A

数据集名称	模块名称	子模块名称	数据元名称	值域	单位	数据来源	数据等级
住院病程	住院病程	住院病程	高血压最严重反应发生日期	\	年，月，日	病程记录	A
住院病程	住院病程	住院病程	心包炎程度	0级，1级，2级，3级，4级	\	病程记录	A
住院病程	住院病程	住院病程	心包炎最严重反应发生日期	\	年，月，日	病程记录	A
住院病程	住院病程	住院病程	低血压程度	0级，1级，2级，3级，4级	\	病程记录	A
住院病程	住院病程	住院病程	低血压最严重反应发生日期	\	年，月，日	病程记录	A
住院病程	住院病程	住院病程	感觉异常程度	0级，1级，2级，3级，4级	\	病程记录	A
住院病程	住院病程	住院病程	感觉异常最严重反应发生日期	\	年，月，日	病程记录	A
住院病程	住院病程	住院病程	运动障碍程度	0级，1级，2级，3级，4级	\	病程记录	A
住院病程	住院病程	住院病程	运动障碍最严重反应发生日期	\	年，月，日	病程记录	A
住院病程	住院病程	住院病程	神经性便秘程度	0级，1级，2级，3级，4级	\	病程记录	A
住院病程	住院病程	住院病程	神经性便秘最严重反应发生日期	\	年，月，日	病程记录	A
住院病程	住院病程	住院病程	神经性头痛程度	0级，1级，2级，3级，4级	\	病程记录	A
住院病程	住院病程	住院病程	神经性头痛最严重反应发生日期	\	年，月，日	病程记录	A
住院病程	住院病程	住院病程	听力下降程度	0级，1级，2级，3级，4级	\	病程记录	A
住院病程	住院病程	住院病程	听力下降最严重反应发生日期	\	年，月，日	病程记录	A
住院病程	住院病程	住院病程	视力下降程度	0级，1级，2级，3级，4级	\	病程记录	A
住院病程	住院病程	住院病程	视力下降最严重反应发生日期	\	年，月，日	病程记录	A
住院病程	住院病程	住院病程	口腔黏膜炎程度	0级，1级，2级，3级，4级	\	病程记录	A
住院病程	住院病程	住院病程	口腔黏膜炎最严重反应发生日期	\	年，月，日	病程记录	A
住院病程	住院病程	住院病程	脱发程度	0级，1级，2级，3级，4级	\	病程记录	A
住院病程	住院病程	住院病程	脱发最严重反应发生日期	\	年，月，日	病程记录	A
住院病程	住院病程	住院病程	疼痛程度	0级，1级，2级，3级，4级	\	病程记录	A

数据集名称	模块名称	子模块名称	数据元名称	值域	单位	数据来源	数据等级
住院病程	住院病程	住院病程	疼痛最严重反应发生日期	\	年，月，日	病程记录	A
住院病程	住院病程	住院病程	过敏（包括药物热）程度	0级，1级，2级，3级，4级	\	病程记录	A
住院病程	住院病程	住院病程	过敏（包括药物热）最严重反应发生日期	\	年，月，日	病程记录	A
住院病程	住院病程	住院病程	疲劳程度	0级，1级，2级，3级，4级	\	病程记录	A
住院病程	住院病程	住院病程	疲劳感最严重的发生日期	\	年，月，日	病程记录	A
住院病程	住院病程	住院病程	预防并尽可能减轻牙关紧闭症	是，否	\	病程记录	A
住院病程	住院病程	住院病程	预防和治疗龋齿	是，否	\	病程记录	A
住院病程	住院病程	住院病程	预防放疗后骨坏死	是，否	\	病程记录	A
住院病程	住院病程	住院病程	预防和处理口腔念珠菌病	是，否	\	病程记录	A
住院病程	住院病程	住院病程	考虑牙齿种植或拔牙前，咨询经治医师	是，否	\	病程记录	A
随访信息	基本信息	随访信息	失访	是，否	\	随访记录	A
随访信息	基本信息	随访信息	随访方式	\	\	随访记录	A
随访信息	基本信息	随访信息	随访日期	\	年，月，日	随访记录	A
随访信息	基本信息	随访信息	距首诊时间	\	月	随访记录	A
随访信息	基本信息	随访信息	随访次数	\	次	随访记录	A
随访信息	基本信息	随访信息	生存状态	生存/死亡	\	随访记录	A
随访信息	基本信息	随访信息	死亡原因	\	\	随访记录	A
随访信息	基本信息	随访信息	死亡日期	\	年，月，日	随访记录	A
随访信息	基本信息	随访信息	死亡距首诊时间	\	月	随访记录	A
随访信息	基本信息	随访信息	复发	是，否	\	随访记录	A
随访信息	基本信息	随访信息	复发日期	\	年，月，日	随访记录	A
随访信息	基本信息	随访信息	复发距首诊时间	\	月	随访记录	A

数据集名称	模块名称	子模块名称	数据元名称	值域	单位	数据来源	数据等级
随访信息	基本信息	随访信息	远处转移	是，否	\	随访记录	A
随访信息	基本信息	随访信息	远处转移日期	\	年，月，日	随访记录	A
随访信息	基本信息	随访信息	远处转移距首诊时间	\	月	随访记录	A
随访信息	基本信息	随访信息	远处转移部位	\	\	随访记录	A

附录 随访量表及 MDT 会诊模板

序号	问卷名称
1	多维疲劳量表（multidimensional fatigue inventory，MFI-20）
2	嗓音障碍指数量表（voice handicap index，VHI-30）
3	EORTC 癌症患者生命质量测定量表（European Organization for Research and Treatment of Cancer quality of life questionnaire，EORTC QLQ-C30 V3.0）
4	EORTC 生命质量测定量表 QLQ-H&N35（V1.0）中文版
5	病理科 MDT 模板
6	放疗、化疗科 MDT 模板
7	影像科 MDT 模板

详见附录 1 ～ 7。

附录 1 多维疲劳量表

（multidimensional fatigue inventory，MFI-20）

内容	评价（依次是完全符合、比较符合、介于中间、有点符合、完全不符合）
1. 我感觉良好	完全符合□□□□□完全不符合
2. 我感觉只能做一点体力活动	完全符合□□□□□完全不符合
3. 我感觉很有活力	完全符合□□□□□完全不符合
4. 我愿做各种令自己开心的事情	完全符合□□□□□完全不符合
5. 我觉得疲惫	完全符合□□□□□完全不符合
6. 我觉得自己一天干太多的活儿	完全符合□□□□□完全不符合
7. 我能专心做事	完全符合□□□□□完全不符合
8. 在体力上我能做很多事情	完全符合□□□□□完全不符合
9. 我害怕必须做事	完全符合□□□□□完全不符合
10. 我一天只能做很少的事	完全符合□□□□□完全不符合
11. 我能很好地集中注意力	完全符合□□□□□完全不符合
12. 我一直在休息	完全符合□□□□□完全不符合
13. 我要很努力才能集中注意力	完全符合□□□□□完全不符合
14. 我要很努力才能应对糟糕的处境	完全符合□□□□□完全不符合

内容	评价（依次是完全符合、比较符合、介于中间、有点符合、完全不符合）
15. 我有很多工作计划	完全符合□□□□□完全不符合
16. 我容易感到疲劳	完全符合□□□□□完全不符合
17. 我几乎没做任何事情	完全符合□□□□□完全不符合
18. 我不想做任何事情	完全符合□□□□□完全不符合
19. 我容易走神	完全符合□□□□□完全不符合
20. 我感觉体力状况很好	完全符合□□□□□完全不符合

附录 2　嗓音障碍指数量表（voice handicap index，VHI-30）

为评估发声问题对您生活的影响程度，请您在认为符合自己情况的数字上画圈。

0= 无；1= 很少：2= 有时；3= 经常；4= 总是

请填上您的代号（编号）：_____　今天日期：_____年_____月_____日

第一部分　功能方面（functional）：

F1　由于我的嗓音问题别人难以听见我说话的声音	0	1	2	3	4
F2　在嘈杂环境中别人难以听明白我说的话	0	1	2	3	4
F3　当我在房间另一头呼唤家人时，他们难以听见	0	1	2	3	4
F7　面对面交谈时，别人会要求我重复我说过的话	0	1	2	3	4

由于嗓音问题：

F4　我打电话的次数较以往减少	0	1	2	3	4
F5　我会刻意避免在人多的地方与人交谈	0	1	2	3	4
P6　我减少与朋友、邻居或亲人说话	0	1	2	3	4
F8　限制了我的个人及社交生活	0	1	2	3	4
F9　我感到在交谈中话跟不上	0	1	2	3	4
F10　我的收入受到影响	0	1	2	3	4

第二部分　生理方面（physical）：

P1　说话时我会感觉气短	0	1	2	3	4
P2　一天之中我的嗓音不稳定，会有变化	0	1	2	3	4
P3　人们会问我：你的声音出了什么问题	0	1	2	3	4
P4　我的声音听上去嘶哑干涩	0	1	2	3	4
P5　我感到好像需要努力才能发出声音	0	1	2	3	4
P6　我声音的清晰度变化无常	0	1	2	3	4
P7　我会尝试改变我的声音以便听起来有所不同	0	1	2	3	4
P8　我说话时感到很吃力	0	1	2	3	4
P9　我的声音晚上会更差	0	1	2	3	4
P10　我说话时会出现失声的情况	0	1	2	3	4

第三部分 情感方面（emotional）：

	0	1	2	3	4
E1 我的声音使我在与他人交谈时感到紧张	0	1	2	3	4
E2 别人听到我的声音会觉得难受	0	1	2	3	4
E3 我发现别人并不能理解我的声音问题	0	1	2	3	4

由于嗓音问题：

	0	1	2	3	4
E4 我感到苦恼	0	1	2	3	4
E5 我变得不如以前外向	0	1	2	3	4
E6 我觉得自己身体有缺陷	0	1	2	3	4
E7 别人让我重复刚说过的话时，我感到烦恼	0	1	2	3	4
E8 别人让我重复刚说过的话时，我感到尴尬	0	1	2	3	4
E9 我觉得自己能力不够（没有用）	0	1	2	3	4
E10 我感到羞愧	0	1	2	3	4

得分：功能方面＿＿＿＿＿分 生理方面＿＿＿＿＿分 情感方面＿＿＿＿＿分 总分＿＿＿＿＿分

附录 3　EORTC 癌症患者生命质量测定量表

（European Organization for Research and Treatment of Cancer quality of life questionnaire，EORTC QLQ-C30 V3.0）

　　我们想了解有关您和您的健康的一些情况，请您亲自回答下面所有问题，这里的答案并无"对"与"不对"之分，只要求在最能反映您情况的那个数字上画圈。您所提供的资料我们将会严格保密。1. 没有；2. 有点；3. 相当；4. 非常。

1. 您从事一些费力的活动有困难吗，如提很重的购物袋或手提箱	1	2	3	4
2. 长距离行走对您来说有困难吗	1	2	3	4
3. 户外短距离行走对您来说有困难吗	1	2	3	4
4. 您白天需要待在床上或椅子上吗	1	2	3	4
5. 您在吃饭、穿衣、洗澡或如厕时需要他人帮忙吗	1	2	3	4

在过去的 1 周内：

6. 您在工作和日常活动中是否受到限制	1	2	3	4
7. 您在从事您的爱好或休闲活动时是否受到限制	1	2	3	4
8. 您有气促吗	1	2	3	4
9. 您有出现疼痛吗	1	2	3	4
10. 您需要额外休息吗	1	2	3	4
11. 您睡眠有困难吗	1	2	3	4
12. 您觉得虚弱吗	1	2	3	4
13. 您有食欲缺乏（没有胃口）吗	1	2	3	4
14. 您觉得恶心吗	1	2	3	4
15. 您有呕吐吗	1	2	3	4

16. 您有便秘吗	1	2	3	4
17. 您有腹泻吗	1	2	3	4
18. 您觉得累吗	1	2	3	4
19. 疼痛影响您的日常活动吗	1	2	3	4
20. 您集中注意力做事有困难吗，如读报纸或看电视	1	2	3	4
21. 您觉得紧张吗	1	2	3	4
22. 您觉得忧虑吗	1	2	3	4
23. 您觉得脾气急躁吗	1	2	3	4
24. 您觉得压抑（情绪低落）吗	1	2	3	4
25. 您感到记忆困难吗	1	2	3	4
26. 您的身体状况或治疗影响您的家庭生活吗	1	2	3	4
27. 您的身体状况或治疗影响您的社交活动吗	1	2	3	4
28. 您的身体状况或治疗使您陷入经济困难吗	1	2	3	4

对下列问题，请在 1~7 中选出一个最适合您的数字并画圈。

29. 您如何评价在过去一周内您总的健康情况	完全差	1	2	3	4	5	6	7	完全好
30. 您如何评价在过去一周内您总的生命质量	完全差	1	2	3	4	5	6	7	完全好

总分_____分

附录 4　EORTC 生命质量测定量表 QLQ-H&N35（V1.0）中文版

患者有时说他们有以下的症状或问题。请圈出一个数字表明在过去的 1 周内，您经历以下症状或问题的程度。

在过去的 1 周内：	没有	有点	相当	完全
31. 您有口腔疼痛吗？	1	2	3	4
32. 您有下颌疼痛吗？	1	2	3	4
33. 您有口腔剧痛（溃疡）吗？	1	2	3	4
34. 您有咽喉疼痛吗？	1	2	3	4
35. 您喝饮料有困难吗？	1	2	3	4
36. 您吞咽半流质食物有困难吗？	1	2	3	4
37. 您吞咽固体食物有困难吗？	1	2	3	4
38. 您吞咽时有梗阻吗？	1	2	3	4
39. 您的牙齿有问题吗？	1	2	3	4
40. 您张大嘴时有困难吗？	1	2	3	4
41. 您有口干吗？	1	2	3	4
42. 您有唾液黏稠吗？	1	2	3	4
43. 您的嗅觉有问题吗？	1	2	3	4
44. 您的味觉有问题吗？	1	2	3	4
45. 您咳嗽吗？	1	2	3	4
46. 您声音嘶哑吗？	1	2	3	4
47. 您感到生病了吗？	1	2	3	4
48. 您的外貌让您烦恼吗？	1	2	3	4

在过去的 1 周内：	没有	有点	相当	完全
49. 您吃东西有困难吗？	1	2	3	4
50. 在家人面前吃饭您觉得难堪吗？	1	2	3	4
51. 在其他人面前吃饭您觉得难堪吗？	1	2	3	4
52. 您难以享受吃饭的乐趣吗？	1	2	3	4
53. 您与别人交谈有困难吗？	1	2	3	4
54. 您与别人进行电话交谈有困难吗？	1	2	3	4
55. 您与家人的社会交往有困难吗？	1	2	3	4
56. 您与朋友的社会交往有困难吗？	1	2	3	4
57. 您在公共场所露面有难堪吗？	1	2	3	4
58. 您与家人、朋友的身体接触有难堪吗？	1	2	3	4
59. 您觉得性欲减退了吗？	1	2	3	4
60. 您觉得性生活的乐趣减少了吗？	1	2	3	4

在过去的 1 周内：	否	是
61. 您用过镇痛药吗？	1	2
62. 您服用过营养补品（不包括维生素）吗？	1	2
63. 您使用过鼻饲管吗？	1	2
64. 您体重减轻了吗？	1	2
65. 您体重增加了吗？	1	2

总分_____分

附录 5 病理科 MDT 模板

姓名：_____   住院号 / 门诊号：_____

1. 病理类型

   □鳞状细胞癌   □未分化癌   □腺样囊性癌   □嗅神经母细胞瘤   □黑色素瘤

   □淋巴瘤   □神经内分泌肿瘤   □内翻性乳头状瘤   □其他

2. 浸润深度：_____mm

3. 侵犯神经：□是   □否；侵犯血管：□是   □否；淋巴结外浸润：□是   □否

4. 免疫组化指标：P53（□阳性 □阴性）；EBER（□阳性 □阴性）；Ki67（□阳性 □阴性）；P16（□阳性 □阴性）；HPV（□阳性 □阴性）

5. 各分区淋巴结个数：_____ 个

   阳性淋巴结个数：_____ 个

6. 是否需加做免疫组化检查   □是   □否

教授签名：_____

日期：_____

附录 6　放疗、化疗科 MDT 模板

姓名：＿＿＿＿＿＿　　　住院号／门诊号：＿＿＿＿＿＿

1. 病例诊断：＿＿＿＿＿＿。

2. 放疗治疗

　□否；

　□是：□根治性放疗，□术后辅助放疗

　　放疗方案：剂量＿＿＿＿＿＿；范围＿＿＿＿＿＿；次数＿＿＿＿＿＿。

3. 放疗前辅助化疗

　□否；

　□是：□新辅助化疗，□同期放化疗

　　放疗方案：药物＿＿＿＿＿＿；剂量＿＿＿＿＿＿；次数＿＿＿＿＿＿。

4. 方案依据

　□美国国家综合癌症网络（NCCN）指南，□美国临床肿瘤学会（ASCO）指南，□中国临床肿瘤学会（CSCO）指南

　指南方案推荐等级：□Ⅰ级，□Ⅱ级，□Ⅲ级。

5. 免疫或靶向治疗：＿＿＿＿＿＿。

教授签名：＿＿＿＿＿＿

日期：＿＿＿＿＿＿＿

附录 7　影像科 MDT 模板

姓名：_____　　　住院号 / 门诊号：_____

1. 病变主要位置
　□喉：□左，□中，□右，□双侧
　□会厌，□舌根部，□室带，□声带，□声门下
　□下咽及口咽：□左，□中，□右，□双侧
　□扁桃体、□梨状窝，□环后区，□咽后壁

2. 病变大小
　长 _____、宽 _____、高 _____。

3. 病变形状及边界
　□圆形，□卵圆形，□不规则
　□边界清，□边界不清

4. 病变性质
　□实性，□囊性，□骨性，□密度不均

5. 是否增强
　□是，□否

6. 与动脉关系
　□无关，□有关（□颈总动脉、□颈内动脉、□颈外动脉）

7. 侵犯情况：
　□口咽，□硬腭，□咽旁，□下咽
　□声门旁，□侵犯甲状软骨，□侵透甲状软骨，□环状软骨，□甲状腺，□食管，□气管
　□椎前，□椎体

8. 淋巴结情况：
　□左：□Ⅰ，□Ⅱ，□Ⅲ，□Ⅳ，□Ⅴ，□Ⅵ，□咽旁
　□右：□Ⅰ，□Ⅱ，□Ⅲ，□Ⅳ，□Ⅴ，□Ⅵ，□咽旁
　□咽后

9. TNM
　T　□x　□1　□2　□3　□4
　N　□x　□0　□1　□2　□3
　M　□x　□0　□1

教授签名：_____

日期：_____

参 考 文 献

陈孝平，汪建平，赵继宗，2018. 外科学 [M]. 第 9 版. 北京：人民卫生出版社.

葛均波，徐永健，王辰，2018. 内科学 [M]. 第 9 版. 北京：人民卫生出版社.

国家卫生计生委，2014. 关于发布《电子病历基本数据集第 1 部分：病例概要》等 20 项卫生行业标准的通告（国卫通〔2014〕5 号）[EB/OL].（2014-06-19）
  [2023-02-05]. http：//www. nhc. gov. cn/fzs/s7852d/201406/a14c0b813b844c9dbd113f126fa9cb17. shtml.

国家卫生健康委办公厅，国家中医药局办公室，2019. 关于启动 2019 年全国三级公立医院绩效考核有关工作的通知（国卫办医函〔2019〕371 号）[EB/OL].
  （2019-04-19）[2023-02-05]. http：//www. nhc. gov. cn/yzygj/s3593g/201904/b8323261bb8a4175a2046d2fffa93936. shtml.

国家卫生健康委员会，国家中医药管理局，2018. 关于印发国家基本药物目录（2018 年版）的通知（国卫药政发〔2018〕31 号）[EB/OL].（2018-10-25）[2023-02-05].
  http：//www. nhc. gov. cn/yaozs/s7656/201810/c18533e22a3940d08d996b588d941631. shtml.

国家卫生健康委员会办公厅，2020. 国家卫生健康委办公厅关于采集二级和三级公立医院 2019 年度绩效考核数据有关工作的通知（国卫办医函〔2020〕438 号）
  [EB/OL].（2020-06-09）[2023-02-05]. http：//www. nhc. gov. cn/yzygj/s7659/202006/7912483be2784e2ca08a9ea4628369b8. shtml.

韩萍，于春水，2017. 医学影像诊断学 [M]. 第 4 版. 北京：人民卫生出版社.

黎源倩，2017. 中华医学百科全书：公共卫生学：卫生检验学 [M]. 北京：中国协和医科大学出版社.

孙虹，张罗，2018. 耳鼻咽喉科头颈外科学 [M]. 第 9 版. 北京：人民卫生出版社.

万学红，卢雪峰，2018. 诊断学 [M]. 第 9 版. 北京：人民卫生出版社.

许文荣，林东红，2015. 临床基础检验学技术 [M]. 北京：人民卫生出版社.

Amin MB，Edge SB，Greene FL，et al，2017. AJCC cancer staging manual[M]. 8th ed. New York：Springer Cham.

National Comprehensive Cancer Network，2023. Head and Neck Cancer（Version 2）. Accessed May 15.